Kohlhammer

Der Herausgeber

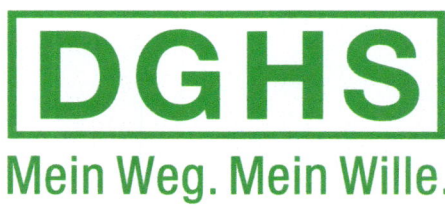

Deutsche Gesellschaft für Humanes Sterben e. V., Sitz in Berlin. Der Verein DGHS setzt sich seit seiner Gründung im Jahr 1980 dafür ein, die Bedingungen für Schwerstkranke und Sterbende in Deutschland zu verbessern und deren Menschenwürde und Selbstbestimmung beim Sterben zu erhalten.

Deutsche Gesellschaft für Humanes Sterben
e. V. (Hrsg.)

Weißbuch Freitodbegleitung

2020/2021

Verlag W. Kohlhammer

Dieses Werk einschließlich aller seiner Teile ist urheberrechtlich geschützt. Jede Verwendung außerhalb der engen Grenzen des Urheberrechts ist ohne Zustimmung des Verlags unzulässig und strafbar. Das gilt insbesondere für Vervielfältigungen, Übersetzungen, Mikroverfilmungen und für die Einspeicherung und Verarbeitung in elektronischen Systemen.

Die Wiedergabe von Warenbezeichnungen, Handelsnamen und sonstigen Kennzeichen in diesem Buch berechtigt nicht zu der Annahme, dass diese von jedermann frei benutzt werden dürfen. Vielmehr kann es sich auch dann um eingetragene Warenzeichen oder sonstige geschützte Kennzeichen handeln, wenn sie nicht eigens als solche gekennzeichnet sind.

Es konnten nicht alle Rechtsinhaber von Abbildungen ermittelt werden. Sollte dem Verlag gegenüber der Nachweis der Rechtsinhaberschaft geführt werden, wird das branchenübliche Honorar nachträglich gezahlt.

Dieses Werk enthält Hinweise/Links zu externen Websites Dritter, auf deren Inhalt der Verlag keinen Einfluss hat und die der Haftung der jeweiligen Seitenanbieter oder -betreiber unterliegen. Zum Zeitpunkt der Verlinkung wurden die externen Websites auf mögliche Rechtsverstöße überprüft und dabei keine Rechtsverletzung festgestellt. Ohne konkrete Hinweise auf eine solche Rechtsverletzung ist eine permanente inhaltliche Kontrolle der verlinkten Seiten nicht zumutbar. Sollten jedoch Rechtsverletzungen bekannt werden, werden die betroffenen externen Links soweit möglich unverzüglich entfernt.

1. Auflage 2023

Alle Rechte vorbehalten
© W. Kohlhammer GmbH, Stuttgart
Gesamtherstellung: W. Kohlhammer GmbH, Stuttgart

Print:
ISBN 978-3-17-042436-4

E-Book-Formate:
pdf: ISBN 978-3-17-042437-1
epub: ISBN 978-3-17-042438-8

Vorwort

Faust:	Und so ist mir das Dasein eine Last,
	Der Tod erwünscht, das Leben mir verhasst.
Mephistopheles:	Und doch ist nie der Tod ein ganz willkommener Gast.
	(Johann Wolfgang von Goethe, Faust. Der Tragödie erster Teil)

Wer beschäftigt sich schon gerne mit dem Gedanken an die eigene Endlichkeit? Vage haben wir eine Vorstellung, dass wir im Kreis unserer Lieben in der gewohnten Umgebung einen letzten Atemzug tun. Aber nur den wenigsten Menschen ist ein solcher Abschied vergönnt. Statistiken weisen aus, dass die meisten Menschen in Krankenhäusern und Pflegeheimen versterben, oftmals nach langer schwerer Krankheit, mitunter unter Anwendung von den Sterbeprozess verlängernden medizinischen Maßnahmen, teilweise selbst dann, wenn die Patientenverfügung etwas anderes vorgesehen hat. Indessen: Wer sein Leben weitestgehend selbstbestimmt verbracht hat, will sein Lebensende nicht in hilfloser Abhängigkeit und inmitten sinnloser Qualen und weitgehend fremdbestimmt verbringen – und doch zeigt sich, dass eine solche Autonomie in der letzten Lebensphase nicht wie selbstverständlich gegeben ist und respektiert wird.

Mit einem Grundsatzurteil, das fraglos eine Zäsur bedeutet, hat das Bundesverfassungsgericht am 26. Februar 2020 unmissverständlich festgestellt, dass der Einzelne über sein Leben auch mit Blick auf dessen Ende verfügen und dafür Hilfe, auch professionelle Hilfe, in Anspruch nehmen kann. Aus diesem Verdikt hat die Deutsche Gesellschaft für Humanes Sterben die Konsequenz gezogen und vermittelt nunmehr ihren Mitgliedern auf deren Antrag hin professionelle Hilfe bei ihrem beabsichtigten Freitod. Umgehend und mit großem Kraftaufwand wurden Sicherheitsstandards und Sorgfaltskriterien entwickelt sowie eine Infrastruktur aufgebaut, die es ermöglichte, dass im Mai 2020 bereits das erste Mitglied selbstbestimmt und mit Hilfe von professionellen Freitodbegleitern sicher und human versterben konnte. Die größte Herausforderung beim Aufbau der Infrastruktur bestand darin, geeignete Ärzt*innen und Jurist*innen zu finden, die bereit waren, in regional tätigen Teams, bestehend aus jeweils einem Arzt/einer Ärztin und einem Juristen/einer Juristin, die Freitodbegleitungen vor Ort, also im Lebensumfeld des Freitodwilligen, durchzuführen.

Es ist in diesem Zusammenhang ausdrücklich zu betonen, dass die DGHS keine Sterbehilfeorganisation ist und es auch nicht werden will. Die DGHS will aber jedem freitodwilligen Mitglied die Möglichkeit vermitteln, unter Einhaltung hoher medizinischer und juristischer Sicherheitsstandards einen sicheren, schmerzfreien und humanen ärztlich begleiteten Freitod durchführen zu können. Dies ist jedoch lediglich ein Leistungselement einer ganzheitlichen Lebensend-Vorsorge durch die

DGHS, neben einer umfassenden Gesundheits-, Pflege- und Vorsorgeberatung, insbesondere durch unsere lokalen Ansprechpartnerinnen und Ansprechpartner, Beratung zur Erstellung einer von der DGHS entwickelten Patientenverfügung und diversen Vorsorgevollmachten, die Zurverfügungstellung eines IT-gestützten Notfall-Ausweises und vieles mehr. Wir bieten somit unseren Mitgliedern ein breites, umfassendes und hochprofessionelles Beratungs- und Versorgungsangebot an.

In den letzten zweieinhalb Jahren nach dem Grundsatzurteil des Bundesverfassungsgerichts erreichten die Geschäftsstelle der DGHS eine zunehmende Zahl von Anträgen, die zu weiteren fachlich ausführlich reflektierten und auf Basis von Sicherheitskriterien geprüften Vermittlungen von Freitodbegleitungen und dem damit einhergehenden Ausbau der Infrastruktur führten. Derzeit vermittelt die DGHS ihre freitodwilligen Mitglieder bundesweit an zwölf hochprofessionell tätige Teams. Über alle diese Begleitungen, die die DGHS in den Jahren 2020 und 2021 an die mit ihnen kooperierende Ärzt*innen und Jurist*innen vermittelt hat, legt dieses Weißbuch nun umfänglich und detailliert Zeugnis ab.

Im Jahre 2020 haben wir 18 und im Jahre 2021 120 Freitodbegleitungen vermittelt. Dabei sind die Beweggründe sehr unterschiedlich (siehe hierzu die Grafik in Kapitel 12, ▶ Abb. 1). Die Hauptmotive für einen Wunsch nach einer Freitodbegleitung sind Krebs, neurologische Erkrankungen, ein Mix aus verschiedenen Erkrankungen und insbesondere bei hochaltrigen Menschen Lebenssattheit.

Die DGHS hat acht Doppelbegleitungen (jeweils Ehepaare) vermittelt. Dieser überdurchschnittliche Anteil an Doppelbegleitungen liegt unseres Erachtens in der Tatsache begründet, dass die DGHS relativ viele Ehepaare als langjährige Mitglieder hat, die sich seit vielen Jahren mit ihrem selbstbestimmten Lebensende auseinandergesetzt haben und deren Wunsch, gemeinsam zu gehen, in völligem Einklang mit ihrem Selbstbild und ihrem Selbstverständnis sowie ihrem Verständnis eines selbstbestimmten und würdevollen Lebens und Sterbens steht.

Nicht unerwähnt lassen möchte ich, dass im Berichtszeitraum 24 Antragsteller*innen während des Antragserfahrens an ihren Erkrankungen verstorben sind (natürlicher Tod). Zwei Antragsteller haben einen sog. harten Suizid begangen. In fünf Fällen konnte die Freitodbegleitung in einem Pflegeheim durchgeführt werden. In sieben Fällen mussten die Antragsteller*innen auf deren ausdrücklichen Wunsch zum Zweck der Freitodbegleitung aus einer stationären Einrichtung in die Wohnung eines Angehörigen verbracht werden. Darunter waren zwei Antragstellerinnen, die sich bereits seit einigen Wochen in einem Hospiz befunden haben. Elf Anträge auf Vermittlung einer Freitodbegleitung wurden abgelehnt (neun Anträge wegen einer schweren psychischen Erkrankung, ein Antrag wegen einer über das Anfangsstadium hinausgehende Demenz, ein Antrag wegen fehlender Freiverantwortlichkeit). Diese Zahlen belegen, dass unsere hohen Sicherheitsstandards funktionieren. Insbesondere haben sich das juristische Erst- und das ärztliche Zweitgespräch mit den Antragstellern bewährt.

An dieser Stelle möchte ich der immer wieder, auch von Sterbehilfebefürwortern, kolportierten Aussage widersprechen, die besagt, dass die DGHS sich einerseits vehement gegen eine gesetzlich geregelte Beratungspflicht ausspricht, andererseits jedoch in unserem Sicherheitskonzept implizit eine Beratungspflicht enthalten sei. Dies ist unzutreffend. Sowohl das juristische Erst- als auch das ärztliche Zweitgespräch dienen primär des einander Kennenlernens, der Feststellung der Einsichts- und Urteilsfähigkeit sowie der Erkundung des sozialen und familiären Umfelds des Freitodwilligen, damit eventuelle juristisch relevante Mängel wie Irrtum, Zwang, Drohung oder Täuschung weitestgehend ausgeschlossen werden können. Im Rahmen des ärztlichen Zweitgespräches findet selbstredend eine umfassende ärztliche Aufklärung über medizinisch-pflegerische Alternativen statt, insbesondere über eine palliativmedizinische oder eine ambulante bzw. stationäre pflegerische Versorgung. Darüber hinaus wird in diesen Gesprächen über den konkreten Ablauf der Freitodbegleitung informiert. Diese Gespräche sind somit keine Beratungsgespräche im Sinne (einer Suizidpräventionsberatung) der vorliegenden Gesetzentwürfe. Dies schließt jedoch nicht aus, dass eine Beratung auf Wunsch des Freitodwilligen erfolgen kann.

Wie bereits oben festgestellt, variieren die Beweggründe der Menschen ebenso wie ihr Alter oder ihr sozialer und familiärer Hintergrund. Ihnen gemeinsam ist jedoch die Entschlossenheit, nun, da die Möglichkeit einer Inanspruchnahme von professioneller Hilfe verfassungsrechtlich bestätigt und praktisch umsetzbar geworden ist, ihre Rechte nicht nur abstrakt zu besitzen, sondern diese auch als letzte Option wahrzunehmen. Jedenfalls ist der Einzelne weder dem Staat noch der Gesellschaft und auch nicht gegenüber seinen Angehörigen zum Leben verpflichtet.

Nicht wenige Gegner der professionellen Freitodhilfe berufen sich vieldeutig und teilweise kryptisch auf den Würdebegriff unseres Grundgesetzes. Der Begriff der Menschenwürde kann jedoch in einer säkularen und pluralistischen Gesellschaft nichts anderes bedeuten, als die Ermöglichung der Fähigkeit, das eigene Leben nicht nur zu haben, sondern es im Lichte eigener Werte, Normen und Ziele zu führen und zu gestalten. Diese Fähigkeit ist Kernbestandteil der personalen Autonomie, auf der die Würde des Menschen wesentlich beruht.

Dieser Autonomiegedanke, den wir der Aufklärung verdanken und der das Recht zur Selbstbestimmung zum Inhalt hat, schließt auch das Recht auf einen selbstbestimmten Tod ein. In einer freien, säkularen, pluralen und sozialen Gesellschaft muss jeder Mensch im Bedarfsfall das Recht auf eine adäquate ärztliche und pflegerische Versorgung haben, und ebenso das Recht, eine geplante oder bereits begonnene Behandlung abzulehnen. Wenn ein unheilbar erkrankter oder schwer leidender, aber entscheidungsfähiger Patient durch therapeutische Maßnahmen nur eine Lebensspanne gewinnen kann, die er und nur er für nicht mehr lebenswert erachtet, so hat niemand das Recht, geschweige denn die Pflicht, ihm diese Selbstbestimmung zu verweigern und ihm das nicht mehr gewollte Leben durch ärztliche Maßnahmen aufzuzwingen. Dies setzt natürlich eine freie Entscheidung des vollständig informierten, d. h. über seinen Zustand aufgeklärten Patienten voraus. Es ist das Recht eines schwerkranken Patienten oder eines lebenssatten alten Menschen, dem herannahenden Ende mit der Würde des Wissenden entgegenzutreten. Es ist sein Recht auf einen selbstbestimmten Tod, welches auch die professionelle Freitodbegleitung einschließt, das dem Recht auf Leben komplementär ist.

Lassen Sie mich zum Abschluss noch kurz auf die derzeit vorliegenden drei Gesetzentwürfe zur Regelung der Suizidhilfe eingehen: Die DGHS begrüßt grundsätzlich die fraktionsübergreifenden Gesetzentwürfe der Abgeordneten Helling-

Plahr/Sitte et al. sowie der Abgeordneten Künast/Keul et al., die beide diskutabel sind. Mit Entschiedenheit lehnt die DGHS den Gesetzentwurf von Castellucci/Heveling et al. ab, denn dieser stellt einen § 217 Strafgesetzbuch 2.0 dar und ist ebenso verfassungswidrig wie sein Vorgänger.

Für die DGHS ist ganz klar: Es darf kein neues Strafgesetz geben, das professionell Helfende kriminalisiert. Es darf keine Beratungspflicht geben, wo keine Beratung gewünscht wird. Es darf keine pauschalen Wartefristen geben, denn diese würden das Leid und die Schmerzen der Freitodwilligen unnötig verlängern. Es darf keine Verpflichtung geben, zwei psychiatrische Untersuchungen nachweisen zu müssen, die dem Freitodwilligen bestätigen, dass er einsichts- und urteilsfähig ist, denn dies wird in unserem Rechtssystem bei jedem erwachsenen Menschen unterstellt. Nur dort, wo konkrete Anhaltspunkt dafür vorliegen, dass die Einsichts- und Urteilsfähigkeit möglicherweise nicht mehr gegeben ist, ist eine fachärztliche Untersuchung angezeigt und verhältnismäßig.

Berlin, im August 2022

Robert Roßbruch
Präsident der Deutschen Gesellschaft für Humanes Sterben e. V. (DGHS)

Inhalt

Vorwort 5

Teil I Vorgeschichte und Hintergründe

1   Zur Vorgeschichte 13

2   Begrifflichkeiten in der Diskussion um den assistierten Suizid 17

3   Die Vermittlung einer Freitodbegleitung 21

4   Die Durchführung einer Freitodbegleitung 24

5   Vermittlung von Freitodbegleitungen und die ergebnisoffene Suizidversuchspräventionsberatung 26

6   Doppelbegleitungen 27

7   Umgang mit psychiatrischen Erkrankungen und Diagnosen . 28

8   Lebenssattheit als Motiv für den Freitod 34

9   Kosten 35

Teil II Falldokumentationen

10   Fallschilderungen 39
      10.1   Alle Fälle aus dem Jahr 2020 39
      10.2   Alle Fälle aus dem Jahr 2021 47

11   Fallbeschreibungen 101
      11.1   Zehn exemplarische Anträge 101

	11.2	Zwei Beispiele in einer vollständigen Dokumentation	114
		11.2.1 Erster Beispielfall in einer Komplett-Dokumentation/ Falldokumentation Doppel-Freitodbegleitung Sch.	114
		11.2.2 Zweiter Beispielfall in einer Komplett-Dokumentation/Falldokumentation Freitodbegleitung T.	132
12	**Fallstatistiken**		**141**

Teil III Anhang

13	**Unsere Arbeit. Unsere Ziele.**	**147**
Die Autoren, die Autorin		**149**

Teil I
Vorgeschichte und Hintergründe

1 Zur Vorgeschichte

In den mehr als 40 Jahren ihrer Existenz hat die Deutsche Gesellschaft für Humanes Sterben durchaus eine wechselvolle Geschichte durchlaufen. Einige Konstanten bleiben jedoch. Bereits auf der ersten Seite der ersten Ausgabe des Vereinsorgans »Humanes Leben – Humanes Sterben« im Jahr 1981 wird der Bericht zu einer Pressekonferenz des Vereins in München mit der Überschrift »Selbstbestimmung bis zur letzten Minute.« versehen. Allen Entwicklungen, allen – oft notwendigen – Veränderungen zum Trotz ist die DGHS von dieser Grundüberzeugung über die Jahrzehnte keinen Deut abgerückt.

Natürlich verändern sich mit der Zeit gewisse konkrete Zielsetzungen darüber, was es bedeutet, diese Selbstbestimmung bis zur letzten Minute in der gesellschaftlichen und politischen Realität umzusetzen. Lange hat sich auch die DGHS etwa für eine gesetzliche Anerkennung der Verbindlichkeit von Patientenverfügungen eingesetzt. Sie hat maßgeblich zur gesetzlichen Implementierung der Patientenverfügung im Jahre 2009 in das Bürgerliche Gesetzbuch (BGB) beigetragen. Damit ging eine rechtliche Klärung der so genannten »passiven Sterbehilfe« einher. Das Recht gilt für Patient*innen, die diesen Wunsch (oder den Wunsch nach maximaler Versorgung) für Fälle von Erkrankungsverläufen, in denen sie ihrem Willen nicht mehr bewusst Geltung verschaffen konnten, schriftlich festgelegt hatten. Fraglos ein Meilenstein in der Geschichte der Patientenrechte in Deutschland. Zu dieser Zeit waren andere europäische Länder bereits längst an Deutschland vorbeigezogen, was die rechtlich kodifizierte Ausgestaltung der Patient*innenautonomie betraf.

Eine umgekehrte Richtung, nämlich die eines äußerst konservativen und restriktiven Rückschlages, nahm der gesetzgeberische Prozess, als im Jahre 2015 das sogenannte Verbot der »geschäftsmäßigen Suizidhilfe« verabschiedet wurde. Der außerhalb des juristischen Fachdiskurses leicht missverständliche Begriff der »Geschäftsmäßigkeit«, der keineswegs vermeintliche Gewinnabsichten impliziert, sondern sich darauf bezieht, dass eine Tätigkeit auf ihre Wiederholung angelegt ist, bedeutete in seiner Einbettung im Rahmen des neu geschaffenen § 217 StGB, dass Sterbehilfeorganisationen, aber auch Patientenschutzorganisationen wie die DGHS, keinen freitodwilligen Menschen in irgendeiner Weise bei der Vermittlung und möglichen Durchführung einer Freitodbegleitung Unterstützung zukommen lassen durften. Bereits im Vorfeld der sich entspinnenden Gesetzgebung hatte die DGHS öffentlichkeitswirksam auf die Verfassungswidrigkeit des § 217 StGB hingewiesen und den Widerstand dagegen zu keinem Zeitpunkt aufgegeben. So gab es bereits seit Anfang 2013 eine Vielzahl von Stellungnahmen, Publikumsveranstaltungen, direkte Anschreiben an Bundestagsabgeordnete und 2014/2015 die Kampagne »Letzte

Hilfe«, die von Prominenten öffentlichkeitswirksam unterstützt wurde. Eine gemeinsame Resolution von 141 Strafrechtshochschullehrer*innen aus dem April 2015 bekräftigte die Einschätzung der Verfassungswidrigkeit eines neuen Strafrechtsparagraphen. Trotz vieler kritischer Argumente, die in den Fachausschüssen des Deutschen Bundestages u. a. von Ärzt*innen, aber auch von Jurist*innen wie Robert Roßbruch vorgetragen wurden, entschied sich eine Mehrheit des Parlaments im Herbst 2015 für die Einführung eines § 217 StGB (Verbot der Förderung der geschäftsmäßigen Unterstützung der Selbsttötung).

Daher bedeutete das wegweisende Urteil des Bundesverfassungsgerichtes (BVerfG) vom 26. 2. 2020 nach Verfassungsbeschwerden von Betroffenen nichts weniger als ein fundamentaler Befreiungsschlag, der von vielen Menschen, die sich für die Selbstbestimmung am Lebensende einsetzen, erhofft und freudig begrüßt wurde. Zugleich stellte sich für die DGHS und ihr Präsidium die Frage, welche Konsequenzen dieses Urteil für die vielen Mitglieder haben sollte, die seit langem insbesondere ausweislich solcher Überzeugungen, nämlich dem Recht von Menschen, ihr eigenes Leben freiverantwortlich und im Vollbesitz der geistigen Kräfte zu einem von ihnen selbst gewählten Zeitpunkt friedlich und schmerzlos beenden zu können, dem Verein angehört und ihn unterstützt hatten. Das Präsidium war sich in der Bewertung der Lage schnell einig: Es durfte nicht sein, dass das Recht auf Selbstbestimmung am Lebensende zwar verfassungsrechtlich klargestellt wurde, sich für die Mitglieder der DGHS aber keine konkreten Veränderungen ergaben, was die Unterstützung durch die Deutsche Gesellschaft für Humanes Sterben anbetraf. Indessen bestand ebenfalls Einigkeit, dass die DGHS keine Sterbehilfeorganisation war und es – nach wie vor – auch nicht werden will.

So entstand das inzwischen – wie den zahlreichen Fallbeschreibungen dieses Weißbuches zu entnehmen ist – nachhaltig implementierte Konzept der Vermittlung von Freitodbegleitungen. Die DGHS bleibt Patientenschutz- und Bürgerrechtsorganisation, die aber nunmehr, nach entsprechender durch die Delegiertenversammlung vom 07./08. 11. 2020 legitimierter notwendiger Satzungsänderung[1] unter bestimmten Bedingungen, primär der Applikation ihrer umfangreichen Sicherheitsstandards, Mitgliedern Freitodbegleitungen vermitteln kann, die durch mit der DGHS zusammenarbeitenden Jurist*innen und Ärzt*innen vorbereitet und durchgeführt werden. Kern dieses Sicherheitskonzepts ist das sog. Vier-Augen-Prinzip. Dies bedeutet, dass mit Eingang des Antrags auf Vermittlung einer Freitodbegleitung bis zu deren Durchführen immer zwei Personen mit der entsprechen beruflichen Expertise in die Vermittlung respektive die Durchführung involviert sind. Bei der Vermittlung sind dies regelmäßig zwei Psychologen*innen bzw. ein*e Psychologe*in und bei der Vorbereitung und Durchführung der Freitodbegleitung ein*e Jurist*in und ein*e Arzt*Ärztin. Dieses Sicherheitskonzept ist nach unserem Kenntnisstand einzigartig auf der Welt.

Die DGHS hat also in den Jahren 2020/2021 die Konsequenzen aus dem Karlsruher Urteil gezogen und ihr Angebot erweitert, gemäß den Grundsätzen der ersten

---

1 Aufnahme des Punkts »Kostenlose Vermittlung einer Freitodbegleitung« als eine der Aufgaben des Vereins.

Stunde, sodass es auch heute nach wie vor heißt: »Selbstbestimmung bis zur letzten Minute.«

Das Urteil des Bundesverfassungsgerichts und dessen Auswirkung

Das Bundesverfassungsgericht (BVerfG) hat am 26. Februar 2020 entschieden, dass § 217 Strafgesetzbuch (StGB), der bis Anfang 2020 die geschäftsmäßige Suizidhilfe verbot, verfassungswidrig und nichtig ist.

Es gibt ein Recht auf Selbstbestimmung über das eigene Lebensende. Es darf Hilfe angeboten werden und diese Hilfe darf angenommen werden.

Das Recht darauf, selbstbestimmt seinem Leben ein Ende zu setzen und dafür Hilfe anzunehmen, besteht in »jeder Phase menschlicher Existenz«. Dieses Selbstbestimmungsrecht steht also nicht nur unheilbar Kranken, sondern jedem zu: Jederzeit – uneingeschränkt. Auch Menschen, die in Seniorenheimen wohnen. Es gibt keine Beschränkung auf bestimmte, schwere Krankheiten oder das Lebensalter. Der Einzelne entscheidet das entsprechend seinem Verständnis von Lebensqualität und Sinnhaftigkeit.

Das bedeutet, der Staat darf die Hilfe zum Suizid nicht unter Strafe stellen, sondern muss dem Einzelnen ausreichend Raum zur Entfaltung und zur Umsetzung des Suizids geben. Einziges Kriterium ist die Freiverantwortlichkeit und Nachhaltigkeit der Entscheidung, sein Leben zu beenden. Dazu gehört auch, dass die Person über Alternativen informiert ist.

Der Staat darf die freie Willensentscheidung des Einzelnen vor den Einflüssen Dritter durch Regelungen und Gesetze schützen.

Verfassungsgemäße Berufsordnungen der Ärzte

Nach dem Urteil des BVerfG dürfen Sterbehilfevereine wieder tätig werden. Ohne geschäftsmäßige Suizidhilfe wäre den Sterbewilligen ein Zugang zu Hilfsangeboten kaum möglich, da eine große Zahl von niedergelassenen Ärzten von sich sagt, zur Suizidhilfe nicht bereit zu sein.

Die Musterberufsordnung der Ärzte wurde auf dem Deutschen Ärztetag im Mai 2021 geändert. Der seit 2011 darin enthaltene Satz »Sie dürfen keine Hilfe zur Selbsttötung leisten.« ist in der Empfehlung für die Landesärztekammern nicht mehr enthalten. Ärzt*innen leisten diese Hilfe freiwillig und sind nicht dazu verpflichtet.

Arzneimittelrecht/Betäubungsmittelgesetz muss geändert werden

Das BVerfG hält in seiner Urteilsbegründung »nicht nur eine konsistente Ausgestaltung des Berufsrechts der Ärzte und der Apotheker sondern möglicherweise auch Anpassungen des Betäubungsmittelrechts« für erforderlich (Urteil BVerfG vom 26.2.2020, Rdn. 341). Natrium-Pentobarbital ist das für die Suizidhilfe am besten geeignete Medikament. Deshalb ist dafür zu sorgen, dass es für diesen Zweck zugänglich ist.

Spielraum des Gesetzgebers

Der Gesetzgeber kann die Suizidhilfe neu regeln, muss dabei jedoch die Vorgaben des BVerfG beachten. Er kann z. B. die Suizidhilfe nicht auf bestimmte Krankheitsphasen beschränken (Suizidhilfe nur für unheilbar Kranke mit einer nur noch begrenzten Lebenserwartung).

Der Gesetzgeber kann Regelungen beschließen, die das Kriterium der Freiverantwortlichkeit und der Nachhaltigkeit der Entscheidung, sein eigenes Leben zu beenden, sicherstellen und den Einfluss Dritter ausschließen.

Regelungen des Gesetzgebers könnten Folgendes berücksichtigen:

- Unüberlegte, spontane Suizide, z. B. indem ggf. Wartezeiten einzuhalten sind.
- Suizide, die auf fehlender Urteils- und Einsichtsfähigkeit beruhen, z. B. bei Demenz oder verschiedenen psychischen Erkrankungen. In diesen Fällen wird die Urteils- und Einsichtsfähigkeit durch ein psychiatrisches Fachgutachten zu überprüfen sein.
- Entscheidungen auf Grund falscher Einschätzung der eigenen Situation, z. B. durch fehlende Aufklärung oder falsche Informationen. Dies kann durch Beratung und Aufklärung verhindert werden.
- Suizide, die aufgrund von Druck seitens anderer Personen vorgenommen werden.

Wer Suizidhilfe leistet, muss kompetent, sorgfältig und transparent vorgehen. Dies beinhaltet Beratung, Aufklärung, Aufzeigen von Alternativen, ggf. Überprüfung der Urteils- und Einsichtsfähigkeit, Ausschließen von Druck durch Dritte.

2 Begrifflichkeiten in der Diskussion um den assistierten Suizid

Der Begriff der *Freitodbegleitung* wird von der DGHS und ihren Kooperationspartnern in der Vermittlung solcher Freitodbegleitungen keineswegs willkürlich und zumeist an Stelle des ebenfalls häufig angeführten Terminus *assistierter Suizid* verwendet. Nachfolgend soll skizziert werden, warum dieser Begriff anderen begrifflichen Alternativen bewusst vorgezogen und mit einem spezifischen Inhalt verbunden wird.

Im alltäglichen Sprachgebrauch können zunächst auf einer präreflexiven Ebene Termini wie *Selbsttötung*, *Freitod*, *Suizid* oder auch *Selbstmord* in vielen Fällen als Synonyma verstanden werden, die dasselbe Phänomen bezeichnen, schlicht gesprochen: Ein Mensch tut etwas, durch das sein eigenes Leben endet. Moralische Wertungen können diffus mitschwingen, ohne ausdrücklich expliziert zu werden; bisweilen lässt erst ein umfassenderer Kontext eines Gespräches eine solche Wertung, positiv oder negativ getönt, erkennen. Andererseits ist es nicht zwingend, dass mit der begrifflichen Wahl zugleich eine wertende Perspektive eingenommen wird – viele Menschen sprechen beispielsweise vom *Selbstmord*, ohne damit aktiv eine persönliche Abwertung des betreffenden Phänomens zu beabsichtigen.

Sobald jedoch eine bewusste, reflexive oder gar wissenschaftlich geprägte Auseinandersetzung mit dem Signifikat erfolgt, erscheint es nicht mehr ohne weiteres möglich, die verschiedenen angeführten Signifikanten als gleichberechtigte Synonyme zu verwenden. Wir sind dann gut beraten, eine deskriptive von einer wertenden Ebene zu unterscheiden. Gemeinhin fallen in Fachdiskursen aus Philosophie, Recht, Politik, Psychologie, Psychiatrie und Medizin *Selbstmord* und *Freitod* fort, da mit ihnen eine negative respektive positive moralische Bewertung des bezeichneten Phänomens assoziiert wird. Vorgezogen werden häufig die mutmaßlich neutraleren Bezeichnungen *Selbsttötung* oder *Suizid*.

Allerdings kann mit gutem Recht bezweifelt werden, ob dem Begriff *Suizid* nach wie vor in allen seinen Verwendungen die deskriptive Natur zukommt, die vorgeblich mit ihm verbunden wird. Die wörtliche Bedeutung aus dem lateinischen *sui caedere* – seiner selbst niederzuschlagen bzw. zu töten – ist für sich genommen nicht problematisch. Doch häufig tritt diese Begriffswahl in einem psychopathologischen Kontext auf, indem entweder die Suizidalität als eine Konsequenz einer psychischen Erkrankung oder die Suizidalität selbst als pathologische Manifestation gesehen wird. Kulturgeschichtlich ist es ein Fortschritt, wenn ein Suizid nicht mehr als »Sünde« oder »diabolische Besessenheit«, sondern als Ausdruck von Krankheit und Leiden gesehen wird. Zugleich bedient die oft genug im Raum schwebende – freilich nicht immer offen artikulierte – Interpretation der Suizidalität als pathologisch eine zu schlichte Konklusion, die Fachpersonal die Intervention nahelegt, weitere Behandlung zu empfehlen, eine Selbsttötung aber auf jeden Fall zu vermeiden. Selbst wenn die These, Suizidalität sei pathologisch, nicht als universelle Aussage formuliert wird, so scheint es doch eine große Zahl von Professionellen in den entsprechenden Bereichen zu geben, die dies als für die meisten Fälle zutreffend erachten. Von seiner eigentlichen Bedeutung her kann der Terminus im Deutschen synonym mit *Selbsttötung* gebraucht werden, von seiner empirischen Verwendung her hingegen haftet ihm leider in Teilen eine einseitig pathologische Färbung an. Aus diesem Grund ist der Begriff *Suizid* in mancherlei Hinsicht nicht ideal, um eine freiverantwortliche Beendigung des eigenen Lebens zu bezeichnen. Es sprechen daher gute Gründe dafür, eine andere Begrifflichkeit für eine freiverantwortliche, nicht-pathologische Beendigung des eigenen Lebens zu verwenden.

Anders verhält es sich zumindest im deutschsprachigen Raum mit der Begriffswahl der *Selbsttötung*. Es mag keine nennenswerte *Bedeutungsdifferenz* zu dem Begriff *Suizid* bestehen, jedoch kann man durchaus von einer *Verwendungsdifferenz* sprechen. In dieser Verwendung beschreibt die Selbsttötung schlechthin dasjenige, was sich ereignet, wenn sich ein Mensch eigenhändig das Leben nimmt, und worin die irreversible Konsequenz besteht, ohne dabei notwendig eine moralische Wertung oder einen pathologischen Kontext zu implizieren. Somit handelt es sich hier um eine recht eindeutig deskriptive begriffliche Variante, die sich daher auch als Oberbegriff für alle Handlungen eignet, in denen ein Mensch sich durch eigenes Handeln das Leben nimmt, ob pathologisch oder nicht, assistiert oder nicht usw.

Von *Selbstmord* zu sprechen, erscheint indessen nicht allein aus einer ethischen Perspektive fragwürdig, sondern auch aus einer juristischen und letztendlich auch einer logischen Warte, wie schon häufiger in entsprechender Fachliteratur thematisiert wurde. Ein Mord kann de facto nur als Mord *an einer anderen Person* verstanden werden, insofern als – vereinfacht gesprochen – Merkmale des Tatmotivs wie besonders niedrige und verwerfliche Beweggründe oder Heimtücke, die eine zentrale Rolle bei der Begehung spielen. Es erscheint schwer vorstellbar, wie eine Person diese Merkmale bei einer sich selbst zugefügten Tat aufweisen können soll, und somit geradewegs widersprüchlich: Wenn der Charakter der Handlung beinhaltet, dass A sie plant bzw. in irgendeiner anderen Weise von ihr Bewusstsein hat, und B als Opfer der Handlung dieses Bewusstsein seinerseits nicht hat, kann es sich bei B nicht um A handeln (oder anders gesagt: A und B können nicht personenidentisch sein), da A nicht das tatbezogene Unwissen aufweisen kann, das bei B vorliegt.

Vordergründig mag wiederum der Begriff *Freitod* als gegensätzliches Pendant zum Begriff *Selbstmord* erscheinen, insofern als ersterer in ähnlichem Maße zur positiv wertenden, euphemistischen Seite hin ausschlagen könnte wie letzterer zur negativ wertenden, pejorativen. Doch die nähere Betrachtung lässt Zweifel an dieser Gegenüberstellung aufkommen und legt nahe, dass es sich um eine falsche Äquivalenz *(false equivalence)* handeln dürfte. Insbesondere ist dem Frei-Tod nicht dieselbe inhärente Widersprüchlichkeit zu eigen wie dem Selbst-Mord. Denn sofern wir überhaupt dem Menschen eine Kapazität für einen freien Willen und damit auch für freie Handlungen zubilligen wollen, ist es auch denkbar, aus freien Stücken den eigenen Tod zu wählen und etwas zu unternehmen, dass diesen Entschluss in die Tat umsetzt. Die philosophische Debatte, ob es einen freien Willen gibt oder ob das menschliche Handeln durchweg kausal determiniert ist, kann hier nicht angeschnitten und schon gar nicht beantwortet werden. Wir müssen uns hingegen damit bescheiden, dass wir im gesellschaftlichen Handeln rechtlich, politisch und auch im alltäglichen Umgang kognitiv nicht in entsprechender Weise eingeschränkten Menschen eine freie Willensbildung zugestehen und daher auch, aufgrund dieser freien Willensbildung frei zu handeln. Wenn hier von »frei« gesprochen wird, ist damit keineswegs »gänzlich unbeeinflusst von allem und jedem« gemeint. Es ist keinem Menschen möglich, über sein gesamtes Leben ganz und gar isoliert und unbeeinflusst von seinem familiären, sozialen, ökonomischen und kulturellen Umfeld und dessen Wertvorstellungen zu sein – sei es in der Übernahme, der kritischen Auseinandersetzung mit oder eben der Ablehnung von diesen Wertvorstellungen. Eine autonome Entscheidung ist etwas, das in Relation und einem Maß von Abgrenzung zu Anderen (und deren Vorstellungen, Wünschen etc.) gebildet und vertreten wird. Ich behaupte mich mit meiner freien Entscheidung gegenüber Mitmenschen oder Institutionen, die anderes wollen. Das freie Urteil entsteht in der Distanzierung von möglichem äußeren Druck, unter Einbeziehung verschiedener Alternativen, in Antizipation möglicher Konsequenzen usw. »Frei« heißt hier primär, dass das Individuum Reflexionszentrum mit Urteils- und Einsichtsfähigkeit über die eigenen Handlungen und Übernahme von Verantwortung für die daraus entstehenden Konsequenzen ist.

Es ist nicht ersichtlich, warum es eine freie Entscheidung zur Berufswahl, zur Eheschließung oder zu einem Immobilienankauf geben können soll, aber keine freie Entscheidung, das eigene Leben zu beenden. Wir haben es somit nicht mit der Frage zu tun, *ob* es einen Freitod geben kann, sondern der, *unter welchen Bedingungen* die Beendigung des eigenen Lebens einen Freitod darstellt.

Vorangestellt sei ferner, dass die DGHS keineswegs einer romantisierenden Konzeption, die gelegentlich mit dem Begriff *Freitod* verbunden wird, das Wort redet, auch wenn dies von Gegnern einer Selbstbestimmung am Lebensende behauptet werden mag. Vielmehr handelt es sich um eine nüchterne Betrachtungsweise, bestimmte Fälle, in denen sich Menschen zu einer Beendigung ihres eigenen Lebens entschließen, zu kategorisieren. Das Urteil des Bundesverfassungsgerichtes vom 26.02.2020 erweist sich mit dem Verständnis des Freitodes von Seiten der DGHS im Übrigen als vollauf kompatibel.

> Wenn nämlich eine Person in ihrer Urteils- und Einsichtsfähigkeit uneingeschränkt ist und in der Beurteilung ihrer Lebenssituation und der ihr realistisch zur Verfügung stehenden Alternativen rational geprägt zu dem Entschluss gelangt, ihr Leben selbst beenden zu wollen und auf dieser Grundlage geeignete Wege verfolgt, diese Entscheidung durch eigenes bewusstes Tun umzusetzen, so handelt es sich um einen Freitod.

Es kann also, diesem Verständnis folgend, ausgesagt werden: Jeder Freitod ist eine Selbsttötung, aber nicht jede Selbsttötung stellt automatisch einen Freitod dar. Dementsprechend wird deutlich, dass die von der DGHS auf Antrag hin geprüften und unter bestimmten Bedingungen vermittelten ärztlichen Freitodbegleitungen eine qualitativ besondere Form eines assistierten Suizids repräsentieren. Die von der DGHS in Ergänzung zu den durch das Bundesverfassungsgericht geforderten Bedingungen sich selbst auferlegten Sicherheitskriterien bewirken, dass diese Form der assistierten Selbsttötung eine partikuläre Bezeichnung verdient, was einen der Gründe darstellt, warum sie sich für die Bezeichnung der *Freitodbegleitung* entschlossen hat. Denn die *Begleitung* repräsentiert ebenfalls einen wichtigen Aspekt des Gesamtprozesses: Den freitodwilligen Menschen wird nicht schlicht ein Medikament zur Verfügung gestellt, sondern ihnen stehen während des Antragsprozesses und nach der Vermittlung zunächst in der Geschäftsstelle und späterhin in Person der kooperierenden Jurist*innen und Ärzt*innen Ansprechpartner*innen zur Verfügung, die organisatorische, formale, rechtliche und medizinische Fragen beantworten können. Bei diesem Prozess handelt es sich ausdrücklich nicht um eine »Beratung« im Sinne einer psychosozialen oder gar prototherapeutischen Intervention, sondern eben um eine *Begleitung:* Die Freitodwilligen werden auf ihrem gewählten Weg unterstützt und gewissermaßen unter Berücksichtigung der Sicherheitsstandards durch das gesamte Verfahren geführt. Gespräche dienen der Information und der fortgesetzten Abklärung von für die Freitodbegleitung notwendigen Kriterien wie vor allem der genannten Urteils- und Einsichtsfähigkeit, der Wohlerwogenheit, aber auch der anderen Aspekte. Es soll in keiner Weise vermeintlich korrektiv »eingegriffen« werden, um im Dienste einer versteckten Agenda Menschen von ihrem Freitodwunsch abzubringen. Sofern die Sicherheitskriterien durchgängig erfüllt werden und Personen mit einem Freitodwunsch gut informiert werden und bleiben, sollen sie ermächtigt werden, ihre eigenen Vorstellungen der Gestaltung ihres Lebensendes zu realisieren. Daher wird der entsprechende Prozess adäquat mit dem Terminus *Begleitung* bezeichnet.

3 Die Vermittlung einer Freitodbegleitung

Die DGHS selbst beschränkt sich auf die Vermittlung von Freitodbegleitungen – sie selbst ist keine Sterbehilfeorganisation, hat sich aber wie zuvor beschrieben durch das überfällige Verfassungsgerichtsurteil herausgefordert gesehen, ihren Mitgliedern unter bestimmten Umständen die nun auch faktisch umsetzbare Unterstützung zum Lebensende zukommen zu lassen, wenn von ihnen eine Freitodbegleitung gewünscht werden sollte. Um einen hohen fachlichen Standard zu setzen, der zugleich den Anforderungen des vorgenannten Urteils gerecht wird, hat die DGHS einen Antragsprozess implementiert, der verschiedene Sicherheitskriterien beinhaltet.

Zunächst ist hervorzuheben, dass die Vermittlung einer Freitodbegleitung nur für Mitglieder der DGHS möglich ist. Diese Vermittlung selbst ist für die Mitglieder kostenfrei. Neumitglieder müssen im Regelfall eine sechsmonatige Wartefrist absolvieren, bevor ein Antrag auf die Vermittlung einer Freitodbegleitung bearbeitet und weitergeleitet werden kann. Diese Frist kann bei Vorliegen einer sehr schweren somatischen Erkrankung verkürzt werden, insbesondere wenn der Prognose zufolge, die verbleibende Lebensdauer diese sechs Monate wahrscheinlich unterschreiten wird und sofern geeignete medizinische Nachweise (Atteste, Entlassbriefe usw. in Kopie) vorgelegt werden. Die Sechs-Monats-Frist hat die Funktion, zu verhindern, dass eine Selbsttötung aus nicht intensiv genug reflektierten Gründen und/oder einer affektiven Krise heraus mittels eines kurzfristigen Eintritts in die DGHS und direkt folgender Antragsstellung angestrebt wird.

Im Vorlauf zu einer Antragsstellung können Mitglieder von der Geschäftsstelle oder auch nach einer Beratung über die telefonische Suizidversuchspräventionsberatung »Schluss.PUNKT« auf Anfrage nähere Informationen zu den Bedingungen für die Möglichkeit der Vermittlung einer Freitodbegleitung erhalten. Die telefonische Beratung kann dabei eine niedrigschwellige Hilfe für Anrufende darstellen, um mit Hilfe der Beratenden größere Klarheit über die eigene Situation, ihre Motivationen und Optionen zu gewinnen.

In einem Überblick über die Sicherheitskriterien lässt sich zusammenfassend aussagen, dass die *Freiverantwortlichkeit* ihrerseits voraussetzt, dass die freitodwillige Person

- weiß, was sie tut (Urteils- und Einsichtsfähigkeit),
- nicht aus einem Affekt heraus handelt und die möglichen Alternativen kennt (Wohlerwogenheit),
- der Freitodwunsch dauerhaft ist (Konstanz),

- von Dritten nicht beeinflusst wird (Autonomie) und
- den Freitod eigenhändig ausführt (Tatherrschaft).

Geht ein Antrag in der Geschäftsstelle ein, so wird er schnellstmöglich von den für die Vermittlung der Freitodbegleitungen zuständigen Fachkräfte bearbeitet. Diese prüfen den Antrag von DGHS-Seite unter anderem auf die vorgenannten Sicherheitskriterien hin, die nachfolgend noch einmal genauer umrissen werden:

Urteils- und Einsichtsfähigkeit

Hier wird bewertet, ob die antragsstellende Person über Informationen und eine realistische Einschätzung zu ihrer gegenwärtigen Lebenslage verfügt, ob sie auf nachvollziehbare, rationale Weise zu ihrer Entscheidung gekommen ist und diese verständlich kommunizieren kann sowie, dass sie sich der Inhalte und der Konsequenzen dieser Entscheidung bewusst ist. Die Urteils- und Einsichtsfähigkeit kann, muss aber nicht notwendigerweise durch kognitive Einschränkungen beeinträchtigt sein. Es ist unverzichtbar, dass sie während des gesamten Antrags- und Vermittlungsprozesses und bei der Freitodbegleitung selbst vorhanden ist.

Wohlerwogenheit

Die Antragsstellenden werden gebeten, darzulegen, mit welchen Alternativen zu einer Freitodbegleitung sie sich befasst und ob sie sich mit anderen Menschen zu ihrem Freitodwunsch und ihren zur Verfügung stehenden Optionen besprochen haben. Diese Alternativen können natürlich viele Formen annehmen, in Fällen von somatischen Erkrankungen in der letzten Lebensphase sind exemplarisch Hospizaufenthalte oder palliativmedizinische Maßnahmen (inklusive einer möglichen palliativen Sedierung) zu nennen. Die rationale Erwägung der Alternativen und der Austausch mit anderen Menschen können ein Indikator dafür sein, dass der Sterbewunsch nicht aus einer affektiven Verzweiflung heraus entsteht.

Konstanz

Die Angaben der Antragsstellenden zur Dauerhaftigkeit werden betrachtet, das heißt, seit wann etwa der Freitodwunsch vorhanden ist, ob er stabil ist oder ob es noch größere Schwankungen und/oder Ambivalenzen gibt. Es kann zwar vorkommen, dass auch eine grundsätzlich freitodwillige Person ihre Entscheidung über einen Zeitraum hinweg weiterhin kritisch hinterfragt, ausschlaggebend ist jedoch, dass schließlich keine grundlegenden Zweifel mehr bestehen und die Person die getroffene Entscheidung für sich letztlich mit größtmöglicher Gewissheit aufrechterhalten kann. Die für die Freiverantwortlichkeit eines Freitods vorauszusetzende innere Festigkeit und Zielstrebigkeit des Freitodentschlusses ist nicht dadurch ausgeschlossen, dass ihn traurige Gestimmtheit oder gar Verzweiflung begleiten.

Denn eine innerliche unbeschwerte Willensentscheidung zur Beendigung des eigenen Lebens ist kaum vorstellbar (LG Hamburg, MedR 2018, 421).

Autonomie

Die Wahl eines Freitodes muss die eigene Entscheidung der Antragsstellenden sein. Sie können sich selbstverständlich mit anderen Menschen aus ihrem Umfeld beraten, aber die letztgültige Entscheidung kann und soll ihnen nicht abgenommen werden. Aus rechtlicher Sicht ist entscheidungserheblich, dass keine juristisch relevanten Mängel wie Irrtum, Zwang, Drohung oder Täuschung vorliegen. Darüber hinaus sollte jeglicher Druck seitens Dritter – auch nicht von nahestehenden Personen – in die eine oder andere Richtung vermieden werden. Der Entschluss soll unter Einbeziehung der nötigen Informationen aufgrund von eigener Reflexion und aus eigener Überzeugung getroffen werden. Hierzu führt das Bundesverfassungsgericht aus, dass altruistische Beweggründe für einen Freitod (wie z. B. den Angehörigen oder der Gesellschaft nicht zur Last fallen zu wollen) sich einer extern-heteronomen Bewertung entziehen (BVerfG, Urt. v. 26.2.2020–2 BvR 2347/15 u. a., Rdnr. 259). Sie sind also für die Frage des Vorliegens von Autonomie primär nicht relevant.

Tatherrschaft

Eine Freitodbegleitung ist keine Tötung auf Verlangen. Letztere ist in Deutschland eine strafbare Handlung. Die Antragsstellenden müssen sich bewusst und in der Lage dazu sein, die physische Handlung, die die Einnahme des todbringenden Medikamentes einleitet, selbst auszuführen. Sollten körperliche Einschränkungen bestehen, so können geeignete Hilfskonstruktionen eine Unterstützung leisten. Unverändert bleibt jedoch: Durch eine bewusste körperliche Bewegung nimmt die freitodwillige Person selbst das Medikament ein.

Neben der Überprüfung der geschilderten Sicherheitskriterien sichten die zuständigen DGHS-Mitarbeitenden in der Geschäftsstelle dem Antrag beigefügte Unterlagen, zumeist ärztliche und Krankenhausberichte. Ferner werden etwaige bei der DGHS hinterlegte Dokumente (wie z. B. Patientenverfügungen) ebenfalls den Antragsdokumenten hinzugefügt. Bestehen noch Unklarheiten oder offene Fragen hinsichtlich der Sicherheitskriterien oder Unterlagen, so treten die DGHS-Mitarbeitenden in Kontakt mit den Antragsstellenden und versuchen, die notwendigen Auskünfte und Klarstellungen zu erhalten. Zugleich sind sie bemüht, ihrerseits den antragsstellenden Mitgliedern mögliche Fragen zur Vermittlung und der weiteren Vorgehensweise zu beantworten.

4 Die Durchführung einer Freitodbegleitung

Nach dieser skizzierten Bearbeitung der Anträge werden die Unterlagen zunächst weitergeleitet, um eine juristische und medizinische Prüfung vorzunehmen. Sofern der Antrag aussagekräftig, in sich schlüssig und hinreichend umfassend ist, erhalten die mit der DGHS kooperierenden Freitodbegleiter*innen auf vertraulichem Wege die Antragsunterlagen. In bestimmten Fällen wird ein zusätzliches fachärztliches, zumeist psychiatrisches Gutachten notwendig, das dann nach Rücksprache mit den Antragsstellenden initiiert wird. Besteht ein solcher Bedarf nicht und die Bewertung der Unterlagen kommt zu der Konklusion, dass der Fall inhaltlich und formal allen Kriterien zu genügen scheint, kommt es in der Folge zu dem juristischen Erstgespräch mit der freitodwilligen Person, in dem sich die mit der DGHS kooperierende Fachkraft auf Basis der vorliegenden Unterlagen und den Gesprächsinhalten ein Bild des Falles macht, das sie ausführlich protokolliert. Sie gelangt somit zu einer eigenen Einschätzung hinsichtlich der zuvor geschilderten Sicherheitskriterien. Darüber hinaus können im Erstgespräch organisatorische Fragen geklärt werden. Zwischen dem Erst- und Zweitgespräch sollten, medizinisch hochgradig dringliche Fälle unter Umständen ausgenommen, mindestens zwei Wochen liegen, vor allem, um die weitere Konstanz des Freitodwunsches zu gewährleisten. Das Zweitgespräch wird in aller Regel mit dem Arzt bzw. der Ärztin durchgeführt, der oder die kurz darauf, meist am Folgetag, die Freitodbegleitung durchführt und in dem u. a. noch einmal über mögliche medizinisch-pflegerische Alternativen gesprochen wird. Auch dieses Gespräch wird anschließend umfänglich protokolliert. In beiden Gesprächen wird außerdem der Aspekt der Tatherrschaft noch einmal erläutert: Die freitodwillige Person muss selbst die Infusion mit dem todbringenden Medikament in Gang setzen. Ihr obliegt damit die Handlungshoheit. Das heißt im Übrigen auch, dass sie bis zuletzt die Möglichkeit hat, auf die Selbsttötung zu verzichten.

Weder Erst- noch Zweitgespräch haben eine beraterische Funktion; sie beinhalten zwar biographische Erhebungen und erörtern den Abwägungs- und Entscheidungsprozess der freitodwilligen Person – dienen aber primär der Abklärung der verschiedenen Kriterien, die notwendig sind, um eine Freitodbegleitung möglich werden zu lassen. Sie werden ebenfalls nicht mit der Intention geführt, Antragsstellende von ihrer Entscheidung abzubringen, was gewissermaßen einem paternalistischen Rückfall gleichkäme. Wohl aber behalten sich die Freitodbegleiter*innen die mögliche Einschätzung vor, dass eine Freitodbegleitung nicht vertretbar ist.

Die Freitodbegleitungen selbst können im jeweilig vorab besprochenen und von den Antragsstellenden gewünschten Rahmen stattfinden. Sie allein wählen, ob sie etwa die Präsenz von Angehörigen wünschen oder nicht. Neben dem begleitenden Arzt bzw. der begleitenden Ärztin fungiert der Jurist/die Juristin als Zeuge. Der bzw.

die Freitodwillige unterzeichnet eine Entbindung von der Garantenpflicht und eine Freitoderklärung. Unmittelbar vor eigenhändiger Ingangsetzung der Infusion durch die freitodwillige Person wird der Sterbewunsch noch ein letztes Mal abgeklärt. Besteht dieser weiterhin, so erfolgt die selbst initiierte Medikamenteneinnahme. Der Freitod selbst wird in der Regel mittels intravenöser Gabe eines Narkosemittels vorgenommen. Die Infusion mit der letalen Dosis wird von der freitodwilligen Person in Gang gesetzt – der Einnahmezeitpunkt sowie das anschließende Aussetzen der Respiration und schließlich der Todeszeitpunkt werden von ärztlicher Seite protokolliert. Nach Feststellung des Todes durch den freitodbegleitenden Arzt bzw. die freitodbegleitende Ärztin wird von dem juristischen Zeugen bzw. der juristischen Zeugin die Polizei verständigt (in der Regel der örtlich jeweils zuständige Kriminaldauerdienst). Um von Anfang an maximale Transparenz herzustellen, werden den erscheinenden Kriminalbeamt*innen in Kopie alle relevanten Unterlagen, insbesondere die beiden Gesprächsprotokolle, die unterzeichnete Freitoderklärung und die unterzeichnete Entbindung von der Garantenpflicht überlassen sowie die Kontaktdaten der behandelnden Ärzt*innen und des eventuell schon im Vorfeld involvierten Bestattungsinstituts mitgeteilt. Beide, ärztlicher Freitodbegleiter und juristischer Zeuge, sind bestrebt, die Todesfeststellung durch den behandelnden Arzt bzw. behandelnde Ärztin vornehmen zu lassen. Ist dies nicht möglich, wird die Feststellung des Todes durch einen von der Polizei herbeigerufenen Notarzt vorgenommen.

5 Vermittlung von Freitodbegleitungen und die ergebnisoffene Suizidversuchspräventionsberatung

Seit 2020 betreibt die DGHS eine telefonische, kostenfreie Suizidversuchspräventionsberatung unter dem Namen »Schluss.PUNKT«. Dieses täglich erreichbare niedrigschwellige Beratungstelefon bietet Menschen – ob sie Mitglieder sind oder nicht – die Möglichkeit, über ihre Situation mit einer fachlich kompetenten Person zu sprechen, um Fragen und Vorstellungen zum eigenen Lebensende zu erörtern. Eines der Hauptziele von Schluss.PUNKT besteht darin, durch die Beratung dazu beizutragen, dass nach Möglichkeit Brutalsuizide verhindert und Alternativen ins Auge gefasst werden. Zu diesen Alternativen kann auch eine professionelle Freitodbegleitung bzw. deren Vermittlung gehören.

Es ist ein wesentliches Element der Ergebnisoffenheit, dass in der Beratung nicht versucht wird, Menschen von dem Plan einer Selbsttötung partout abzubringen. Daher kann ein Beratungsgespräch den Weg bahnen, sich mit der Antragsstellung für die Vermittlung einer Freitodbegleitung auseinanderzusetzen. Etwas ist gewonnen, wenn vermieden werden kann, dass Anrufende unsichere, gefährliche und brutale Selbsttötungsmethoden wählen und sich stattdessen mit anderen Möglichkeiten der Selbstbestimmung am Lebensende auseinandersetzen. Jedoch gibt es in der Beratung ebenfalls keinerlei Druck auf die Anrufenden, sich für eine mögliche Freitodbegleitung zu entscheiden; Alternativen liegen stets mit auf dem Tisch, seien es palliativmedizinische Maßnahmen oder die Anbindung an Beratungsstellen vor Ort.

Einige Menschen, die zunächst über das Schluss.PUNKT-Beratungstelefon angerufen haben, sind Mitglieder der DGHS geworden und haben in der Folge einen Antrag auf Vermittlung einer Freitodbegleitung gestellt. Auch verschiedene Anrufende, die bereits Mitglieder der DGHS waren, haben die Beratung in Anspruch genommen und danach einen entsprechenden Antrag gestellt. Ein Vorteil bestand (und besteht) darin, dass diese Personen bereits in eine dialogische Reflexion ihrer Lebenssituation und ihrer Beweggründe gehen konnten. Dies erlaubt, sich über die eigenen Motive – sofern noch nicht erfolgt – klarer zu werden, den eigenen Blick zu erweitern dahingehend, welche anderen Möglichkeiten es noch geben könnte, mögliche Ambivalenzen und Unsicherheiten anzusprechen, ohne sich schon während des Gespräches festzulegen usw.

6 Doppelbegleitungen

In den Jahren 2020 und 2021 wurden acht »Doppelbegleitungen« durchgeführt. Hierbei handelte es sich um Ehepaare oder jahrzehntelange Lebenspaare, die sich entschlossen hatten, das über weite Strecken gemeinsam geführte Leben friedlich und gemeinsam zu beschließen. Beide Partner*innen hatten ein höheres oder gar sehr hohes Lebensalter erreicht, und auch wenn der letzte Beweggrund in einem gemeinsamen Lebensabschluss bestand, konnten die weiteren zu dieser Entscheidung führenden Gründe individuell variieren und mussten daher sowohl in der Gesamtheit als auch für jede Einzelperson betrachtet werden.

Daher können die den Freitodwünschen bei einer Doppelbegleitung zugrundeliegenden Motive verschiedene Konstellationen annehmen. Es kam vor, dass eine der Partner*innen an einer tödlichen Krankheit litt, der andere hingegen Lebenssattheit verspürte; in anderen Fällen lagen bei beiden Partner*innen verschiedene Erkrankungen vor, die die Lebensqualität erheblich beeinträchtigten, auch wenn sie in der nächsten Zeit nicht direkt zum Tod geführt hätten; jedoch konnte und kann ebenfalls die Konstellation auftreten, in der beide Menschen in hohem Alter eine Lebenssattheit verspüren, die sie zu der geteilten Motivation führt, gemeinsam eine Freitodbegleitung in Anspruch nehmen zu wollen.

Hier rückt ein Moment des Sicherheitskonzeptes der DGHS bei der Bearbeitung der Anträge noch stärker als ohnehin schon in den Vordergrund, nämlich die Frage nach der Autonomie des Sterbewunsches. Es gilt in solchen Fällen von beabsichtigten Doppelbegleitungen, sowohl der gemeinsamen Haltung als Paar als auch in getrennt geführten Gesprächen den einzelnen Motivationen gerecht zu werden, um festzustellen, ob auch jede einzelne Person für sich ohne Ausübung von latentem oder offenem Druck guten Gewissens für sich selbst die Entscheidung treffen kann, das eigene Leben zu beenden.

7 Umgang mit psychiatrischen Erkrankungen und Diagnosen

Eine besondere Herausforderung bei der möglichen Vermittlung und Realisierung einer ärztlichen Freitodbegleitung besteht in Fällen, in denen psychiatrische Erkrankungen oder strenggenommen, psychiatrische *Diagnosen* vorliegen. Grundsätzlich ist mit dem Urteil des Bundesverfassungsgerichtes eine klare Richtschnur gegeben: Entscheidend ist, ob bei einer Person die Urteils- und Einsichtsfähigkeit in Bezug auf den Freitodwunsch gegeben ist. Das heißt also, die betreffende Person muss kognitiv in der Lage sein, sich freiverantwortlich für diesen Weg zu entscheiden. Menschen, die an psychischen Erkrankungen leiden, dürfen insofern nicht diskriminiert werden, als dass sie pauschal von der Möglichkeit, ihr Selbstbestimmungsrecht am Lebensende wahrzunehmen, ausgeschlossen werden. Ein jeder Mensch verdient grundsätzlich die Annahme, dass er oder sie urteils- und einsichtsfähig und somit freiverantwortlich zu handeln in der Lage ist. So begegnen wir einander im Alltag in dieser Hinsicht als »freie Gleiche«. Zu einer Einschränkung oder gar Negation der Ausgangsannahme gelangen wir zumeist nur anhand von Anhaltspunkten, dass eine andere Person auffälliges Verhalten zeigt oder uns auf anderen Wegen zu der Hypothese führt, dass hier ein in irgendeiner Weise deutlich modifizierter Bezug zu der ansonsten in der Regel fraglos miteinander geteilten Alltagsrealität gegeben ist. Handelt es sich um juristische Auseinandersetzungen, so sind mit Recht hohe Hürden an ein Absprechen der Urteils- und Einsichtsfähigkeit und Freiverantwortlichkeit eines Menschen gestellt.

Soweit die theoretische Basis. In der praktischen Anwendung hingegen zeigt sich ein komplexeres Bild: Angesichts der mannigfaltigen Arten von psychischen Erkrankungen bedarf es einer genauen Betrachtung des Einzelfalles, wenn es um die Beurteilung der Einsichtsfähigkeit und Freiverantwortlichkeit geht. Hinzu kommt, dass es sich hier um eine Entscheidung von ultimativer Bedeutung und Konsequenz handelt, nämlich die Beendigung des eigenen Lebens. Es muss sichergestellt werden, dass diese Entscheidung freiverantwortlichen Charakter trägt und nicht die Konsequenz einer durch eine psychische Erkrankung eingeengten Perspektive ist.

Es ist nicht möglich, an dieser Stelle einen umfassenden Überblick über alle Elemente zu geben, die die Urteils- und Einsichtsfähigkeit in der Frage einer Freitodbegleitung ausmachen. Einige dieser Aspekte seien jedoch benannt, um die Richtung anzuzeigen, die der Prozess der Feststellung zu nehmen hat.

- Die betreffende Person muss erfassen, dass sie etwas zu tun beabsichtigt, dessen Konsequenz der eigene Tod ist. Die Irreversibilität der Entscheidung, das eigene Leben zu beenden, muss ihr bewusst sein.

- Sie muss die relevanten Aspekte ihrer Situation erkennen, also eine realistische und rationale Einschätzung der eigenen gegenwärtigen Lebenslage und Kenntnis über mögliche andere ihr zur Verfügung stehenden Optionen haben, was heißt, dass sie wissen muss, dass es ihr auch möglich wäre, *nicht* in den Freitod zu gehen, sondern sich für eine Alternative zu entscheiden. Das heißt, sie muss imstande sein, unterschiedliche Optionen abzuwägen. Wenn hingegen ein Mensch glaubt, der eigene beabsichtigte Freitod sei alternativlos und somit eine unausweichliche Notwendigkeit, so kann es sich nicht um einen Freitod im eigentlichen Sinne handeln, da jegliche Wahlfreiheit negiert und jede Alternative ausgeschlossen wird. Einfach ausgedrückt: Es gibt zu einer Entscheidung für einen Freitod immer mindestens eine Alternative – sich *nicht* für einen Freitod zu entscheiden. Zu dieser Einsicht muss die freitodwillige Person gelangen.
- Zudem muss die freitodwillige Person die Fähigkeit haben, eine Festlegung zu treffen und ihre Entscheidung zu äußern.

Sind diese und etwaige andere Kriterien vorhanden, so kann davon ausgegangen werden, dass die notwendige Urteils- und Einsichtsfähigkeit gegeben ist. Eine Schwierigkeit, die sich jedoch stellt, besteht darin, dass viele der genannten Aspekte außenstehenden Personen nicht unmittelbar zugänglich sind. Diese Außenstehenden können nicht mit absoluter Sicherheit aussagen, dass eine psychische Krankheit die Entscheidung zur Beendigung des eigenen Lebens auch nicht im Geringsten beeinflusst. Sie können nur aussagen, dass keine oder zumindest keine gewichtigen Hinweise dafür sprechen, dass die psychische Erkrankung den Entschluss sozusagen »färbt«. Hier gelangen wir wiederum zu dem Punkt, dass grundsätzlich vom Vorhandensein der Urteils- und Einsichtsfähigkeit ausgegangen werden muss, solange keine konkreten Anhaltspunkte vorliegen, die dagegen sprechen, und nicht umgekehrt. Denn dies käme einer Umkehrung der Beweislast gleich.

Bei all dem darf nicht unberücksichtigt bleiben, dass der Unterschied zwischen dem Vorliegen von einer Vielzahl von psychischen Erkrankungen und ihrem Nichtgegebensein in weiten Bereichen kein *kategorialer*, sondern ein *dimensionaler* ist. Jeder Mensch hat Erlebnisse und Verhaltensweisen, die unter bestimmten Bedingungen bei einer bestimmten Intensität psychopathologischen Charakter annehmen können. Alle Menschen erleben intrapsychische und interpersonale Konflikte. Niemand kann sich selbst von irrationalen Momenten im eigenen Erleben und in der eigenen Lebensführung gänzlich freisprechen. Eine Phobie, eine Depression oder eine Persönlichkeitsstörung, um nur wenige Beispiele zu nennen, können sehr individuelle Ausprägungen annehmen und von Fall zu Fall unterschiedliche Auswirkungen auf die persönliche Lebensführung haben. Menschen können in verschiedenen Lebensphasen verschiedene Konstellationen von psychischen Konflikten und Belastungen erfahren, die während einer gewissen Phase gut zu bewältigen sind, in einer anderen hingegen eine Zuspitzung mit Bildung von Auffälligkeiten und Symptomen im engeren Sinne ergeben, die dann unter Umständen zur Diagnostizierung einer psychischen Erkrankung führen. Und dies wiederum kann sich ändern, ob mittels therapeutischer Interventionen oder durch andere Modifikationen der Lebensumstände; eine psychische Erkrankung muss somit bekanntlich keineswegs lebenslang gegeben sein.

Wenn also die Unterscheidung zwischen »psychischer Erkrankung« und »psychischer Gesundheit« eine in vielen Fällen nicht eindeutig und trennscharf zu ziehende repräsentiert, so wäre es unangemessen, Menschen, bei denen die Diagnose einer oder mehrerer psychischer Erkrankungen vorliegt, kategorisch und prinzipiell von der Möglichkeit einer Freitodbegleitung auszuschließen. Dieses liefe Gefahr, einen diskriminierenden Charakter anzunehmen. Es kann problematisch sein, über etwas kategorial zu urteilen, was dimensional eingeschätzt werden sollte.

Zudem sollte nicht vergessen werden, dass nicht selten Personen mit der Diagnostizierung einer psychischen Erkrankung nicht einverstanden sind und sich davon distanzieren. Hier bedarf es der Einschätzung, ob diese Distanzierung ein Element ebenjener Erkrankung darstellen kann (wie beispielsweise bei einer paranoiden Schizophrenie) oder ob es sich um inhaltlich berechtigte Einwände handeln könnte. Eine Fraktur oder ein Tumor sind, wie die meisten somatischen Erkrankungen, eindeutiger zu diagnostizieren als viele psychische Erkrankungen.

Der Auftrag der Abklärung, ob die Urteils- und Einsichtsfähigkeit mit Blick auf die Inanspruchnahme einer Freitodbegleitung gegeben ist, sollte daher entsprechend eng gefasst sein. Es handelt sich also um eine Art von »Punktdiagnose«, die auf den aktuellen Zeitraum und auf die in Frage stehende Thematik fokussiert ist. Die Leitfrage lautet: »*Ist bei dieser Person während der Phasen von Antragsstellung, Vermittlung und Freitodbegleitung die Urteils- und Einsichtsfähigkeit hinsichtlich des Entschlusses für eine Freitodbegleitung vorhanden?*« Andere Lebensbereiche betreffende etwaige psychische Konflikte oder mögliche pathologische Beziehungen zu anderen Menschen sind strenggenommen nicht ausschlaggebend.

Das exemplarische Heranziehen einiger psychischer Erkrankungen kann bei der Differenzierung unterstützend sein und deutlicher hervorheben, in welchen Zusammenhängen die Problematik der vorgenannten Leitfrage zuvorderst auftritt. Ein Mensch, der unter einer Akrophobie leidet, also einer irrationalen Furcht vor großen Höhen, selbst wenn aller Wahrscheinlichkeit nach keine objektive Gefahr besteht (wie etwa auf einem Aussichtsturm mit hohem, schützenden Geländer), weist diesbezüglich ein pathologisches, die Lebensqualität einschränkendes Erleben und Verhalten auf. Er dürfte jedoch keine Einschränkungen seiner Urteils- und Einsichtsfähigkeit zu einer Freitodbegleitung aufweisen. Dennoch handelt es sich bei der beschriebenen Furcht um eine sogenannte spezifische Phobie und somit klarerweise eine psychische Erkrankung. Auch sind andere Fälle von seelischen Leiden denkbar, die die Urteils- und Einsichtsfähigkeit hinsichtlich des Freitodwunsches nicht oder wenigstens nicht merkbar einschränken, wie etwa weitere phobische Störungen oder verschiedene Zwangserkrankungen.

Nun mag ein Einwand von einigen Vertreter*innen der psychotherapeutischen und psychiatrischen Seite erfolgen: Es gehe schließlich nicht um *solche* Arten von psychischen Krankheiten, sondern bestimmte andere, die ihrerseits durchaus eine Einschränkung der Urteils- und Einsichtsfähigkeit nach sich ziehen können. Nimmt man dieses Argument auf, so muss zugleich bilanziert werden, dass die Rede entsprechend nicht von »psychischen Erkrankungen überhaupt«, sondern von »bestimmten psychischen Erkrankungen« sein sollte, wenn die Fähigkeit zur Freiverantwortlichkeit mit Bezug auf eine ärztliche Freitodbegleitung erörtert wird. Diese Feststellung mag oberflächlich betrachtet trivial erscheinen; allerdings verdeutlicht sie immerhin, dass die Verwendung des Oberbegriffes »psychische bzw. psychiatrische Erkrankungen« in diesem Kontext Gefahr läuft, zu pauschal und übergeneralisierend zu sein. Es sollte sich im Übrigen von selbst verstehen, dass alle Beteiligten, die eine Freiverantwortlichkeit im Rahmen der Antragsstellung zu beurteilen haben, für jedwede Hinweise, die diese in Frage stellen könnten, sensibilisiert sein sollten, ob eine psychische Erkrankung als solche überhaupt im Raum steht oder nicht.

Somit gilt es, weitere Beispiele zu bedenken, bei denen die Urteils- und Einsichtsfähigkeit mit größerer Wahrscheinlichkeit in Frage gestellt werden kann. Naheliegend sind zunächst dementielle Erkrankungen, die im Verlauf zu immer stärkeren kognitiven Einbußen führen können. Die Progredienz dementieller Erkrankungen beinhaltet, dass Menschen in späteren Phasen nicht nur unter anderem große Teile ihres biographischen Gedächtnisses verloren haben, sondern auch im Raum-Zeit-Gitter äußerst desorientiert sein und viele grundlegende Körperfunktionen nicht mehr kontrollieren können. In derartigen Fällen sieht das Urteil eindeutig aus: Menschen, die solche Stadien einer Demenzerkrankung erreicht haben, vermögen die Konsequenzen ihres Handelns nicht mehr abzuwägen und abzuschätzen und können eine Freitodbegleitung nicht mehr wahrnehmen. Es wäre ihnen zudem unmöglich, die Tatherrschaft über das Geschehen bei einer Freitodbegleitung zu behalten.

Hingegen wird die Beurteilung schwieriger, sofern zwar eine Demenz diagnostiziert wurde, diese sich jedoch noch in einem Anfangsstadium befindet. Oft zeigen sich bei diesen Betroffenen bereits erste Symptome, wie etwa nachlassende Gedächtnisleistungen, Wortfindungsstörungen usw. – dennoch haben sie (noch) ein klares Bild davon, wer sie sind, worin ihre Überzeugungen bestehen und wie sie sich zu einer möglichen Freitodbegleitung und ihren finalen Konsequenzen positionieren. Liegen solche Fälle vor, so können direkte Gespräche mit den betroffenen Personen größere Klarheit verschaffen, ob die kognitiven Funktionen noch soweit intakt sind, dass dem Wunsch nach einer Vermittlung und möglichen Durchführung einer Freitodbegleitung Folge geleistet werden kann.

Ebenfalls häufig kritisch diskutiert werden depressive Erkrankungen, oder umfänglicher betrachtet, die gesamte Gruppe der affektiven Störungen. Wir greifen an dieser Stelle nur die depressive Erkrankung als gegenwärtig gegebene bei Antragsstellenden auf Vermittlung einer Freitodbegleitung heraus und müssen dem Fokus der Abhandlung geschuldet weitere wichtige Differenzierungen (Schweregrad, Differenzierung, vergangene Episoden, Abgrenzung zur bipolaren Störung usw.) weitgehend vernachlässigen. Mit einer aktuellen depressiven Störung kann nun neben anderen Symptomen eine zugespitzt negative Sichtweise der eigenen Lebenssituation einhergehen, geprägt von einer eingeengten Perspektive darauf, welche Handlungsalternativen für die eigene Person noch bestehen. Das Leben erscheint oft als trübe, leer und perspektivlos; die Hoffnung auf eine positive Veränderung besteht kaum oder ist überhaupt nicht vorhanden. Es gibt Menschen, die in einer solchen Situation die Überzeugung aufweisen, ihr Leben beenden zu wollen, gar zu sollen oder müssen, und unter Umständen beantragen sie die Vermittlung einer Freitodbegleitung.

Hier ist in der Vermittlung und möglichen Durchführung einer Freitodbegleitung natürlich größte Vorsicht geboten. Es muss daher zunächst differenziert eruiert werden, ob sich ein depressiv geprägtes Erleben als Reaktion auf eine schwere somatische Krankheit gebildet hat, die für sich betrachtet ihrerseits den Wunsch einer Freitodbegleitung nachvollziehbar machen könnte, und ob in jenem Fall der Freitodwunsch bereits vor dieser depressiven Reaktion bestanden hat. Liegt keine solche somatische Krankheit vor und erwächst der Sterbewunsch primär aus der Art dieser psychischen Erkrankung, so lässt sich eine Freitodbegleitung schwerlich vermitteln. Voraussetzung ist indessen, dass tatsächlich eine Perspektiveinengung vorliegt, es also der Person schwerfällt, Alternativen zu einer assistierten Selbsttötung ins Auge zu fassen, obwohl in der Realität solche de facto gegeben wären. Des Weiteren ist die biographische Rückschau und Bilanzierung von Bedeutung, da es einen gewichtigen Unterschied ausmachen kann, ob ein Mensch z. B. im achten Lebensjahrzehnt nach unzähligen psychotherapeutischen und psychiatrischen Maßnahmen ohne eine nennenswerte Verbesserung des Zustandes und nach kaum erträglichem Leiden über viele Jahre hinweg einen assistierten Suizid erwägt oder ob dies etwa im vierten Lebensjahrzehnt geschieht, ohne dass vorgenannte Interventionen hinreichend in Anspruch genommen worden sind.

Von großer Bedeutung ist es, in solchen Fällen gemeinsam mit der betroffenen Person zu erkunden, ob sie für sich Alternativen formulieren kann oder ob sie zumindest offen für die Information zu solchen Alternativen ist. Es mag deutlich werden, dass einerseits bei kognitiven und emotionalen Einschränkungen wie bei vielen Formen von depressiven Erkrankungen eine Freitodbegleitung nicht realisiert werden kann, da sie eher den Charakter einer Verzweiflungstat trüge – wobei sich dringend empfiehlt, bei der Suche nach Handlungsalternativen Unterstützung anzubieten oder zu vermitteln, um zu versuchen, mögliche Brutalsuizide nach einer Ablehnung eines Antrages auf Vermittlung einer Freitodbegleitung zu verhindern. Andererseits zeigt sich die Notwendigkeit, jeden einzelnen Fall im Detail zu prüfen und vorliegende Diagnosen psychischer Erkrankungen zwar als notwendige, dagegen keineswegs immer gänzlich hinreichende Auskunftgeber zu verstehen. Das Vermeiden der Diskriminierung von Menschengruppen mit bestimmten Belastungen und Einschränkungen gebietet, auch diesen eine seriöse Untersuchung der Möglichkeit einer Freitodbegleitung zukommen zu lassen, selbst wenn die Aussichten gering sind und in der Folge eine relativ hohe Wahrscheinlichkeit besteht, dass eine solche Möglichkeit fachlich und ethisch nicht zu verantworten wäre.

So zeigt sich, dass die Beurteilung der Urteils- und Einsichtsfähigkeit bei psychiatrischen Diagnosen und Erkrankungen einen komplexen Abwägungsprozess erfordert. Es geht mithin nicht allein um eine einfache dilemmatische Entweder-Oder-Entscheidung, ob eine psychische Erkrankung »da« oder »nicht da« ist, sondern darum, ob kognitive und emotionale Belastungen eine Intensität erreichen, die die Entscheidungsfindung zur Frage einer Freitodbegleitung einschränkend beeinflusst. Ausschlaggebend muss daher die Betrachtung der Gegebenheiten des Einzelfalles sein. Zwar lassen sich bestimmte Störungsbilder identifizieren, bei denen die Vermittlung einer Freitodbegleitung mit großer Wahrscheinlichkeit nicht mehr vertretbar ist, doch das bloße Vorliegen partikulärer Diagnosen allein reicht zumeist nicht hin, hier zu einer eindeutigen Bewertung zu gelangen. Ausschließlich anhand von Diagnosen lassen sich in vielen Fällen keine generalisierten Aussagen dahingehend treffen, ob ein Freitodwunsch mit einer rationalen Quelle besteht oder ob es sich doch um pathologische suizidale Tendenzen handelt. Psychiatrische und psychotherapeutische Diagnosen sind unverzichtbar, um bei vielen seelischen Leidenszuständen hilfreich intervenieren zu können – jedoch bedarf es des qualitativen Studiums eines jeden einzelnen Falles, genauer gesprochen der dialogischen Erörterung von Lebenssituation, Wertvorstellungen, Selbsteinschätzung und aktuellem kognitivem Zustand, um eine valide Einschätzung zur Urteils- und Einsichtsfähigkeit hinsichtlich des Freitodwunsches erreichen zu können.

8 Lebenssattheit als Motiv für den Freitod

Menschen können einen Punkt in ihrem Leben erreichen, an dem sie dieses als ausreichend gelebt betrachten. Sie leiden an keiner schweren oder gar letalen Krankheit und könnten mutmaßlich noch weitere Jahre in diesem oder einem ähnlichen Zustand ihr Leben fortsetzen. Jedoch: Gesundheitlich, ökonomisch usw. weiterhin existieren zu *können*, heißt nicht notwendig, auch weiterhin existieren zu *wollen*. Und es heißt ebenfalls nicht notwendig, sofern man sich nicht an etwaige weltanschauliche Vorgaben gebunden fühlt, weiterhin existieren zu *müssen*. Wer moralisch keine Pflicht für sich sieht, leben zu müssen, handelt keineswegs unmoralisch.

Ein Mensch in einer suizidalen Krise mag häufig als des Lebens müde bezeichnet werden. *Lebensmüdigkeit* wird dementsprechend häufig als pathologische, übermäßig negativ gefärbte Verengung der Perspektive auf die eigene Existenz verstanden. *Lebenssattheit* hingegen repräsentiert einen anderen Zustand, nämlich den reflektierten, bilanzierenden Blick auf das eigene Leben, der zu der Position gelangt, dass alles Wesentliche der individuellen Existenz als abgeschlossen betrachtet werden kann. Auf der Basis unterschiedlichster Lebensverläufe können Personen zu der Erkenntnis gelangen, dass jetzt und in einer antizipierten zukünftigen Lebenszeit aus der Perspektive eines über sich bestimmenden Menschen nichts Bereicherndes, eben nichts Lebenswertes mehr dazukommen kann. Diese Haltung lässt sich mit dem Satz paraphrasieren: »Ich habe genug gelebt – jetzt bin ich lebenssatt.«

Das in diesem Kontext oft referenzierte Urteil des Bundesverfassungsgerichts hat ausdrücklich hervorgehoben, dass *keine* tödliche Erkrankung vorliegen muss, um eine professionelle Freitodbegleitung in Anspruch nehmen zu können. Somit gibt es also Situationen, in denen Menschen freiverantwortlich und wohlerwogen aus einer Lebenssattheit heraus ein Motiv entwickeln, ihr Leben beenden zu wollen – und in denen sie das Recht haben, sich auch vor diesem Hintergrund um eine Freitodbegleitung zu bemühen. Lebenssattheit spielte in der Tat in verschiedenen Fällen von der DGHS vermittelter Freitodbegleitungen eine Rolle. Hier können, wie in den Fallbeschreibungen deutlich wird, insbesondere zwei Konstellationen hervorgehoben werden: Zum einen alleinstehende Personen, die für sich Lebenssattheit festgestellt haben und nun für ihren Freitodwunsch Suizidhilfe in Anspruch nehmen möchten. Zum anderen (Ehe-)Paare, deren einer Teil an einer schweren, zum Tod führenden Erkrankung leidet, während der andere Teil keine solche Diagnose mit infauster Prognose aufzuweisen vermag, aber – sowohl eigenständig als auch in gemeinsamer Reflexion – zu der Haltung gelangt, genug gelebt zu haben, also lebenssatt zu sein und folglich zusammen mit dem Partner bzw. der Partnerin aus der Welt gehen zu wollen.

9 Kosten

Hinsichtlich der Kosten ist folgendes festzuhalten: Alle Leistungen im Hinblick auf die Vermittlung einer Freitodbegleitung für eines unserer Mitglieder, die sehr umfangreich sind und von einem professionellen Mitarbeitenden der DGHS durchgeführt werden, sind kostenfrei.

Lediglich für die eigentliche Freitodbegleitung wird ein pauschaler Kostenbetrag erhoben, mit dem die DGHS jedoch nichts zu tun hat. Dieser Betrag wird von den Freitodwilligen zur späteren Honorarabrechnung der professionellen Freitodbegleiter*innen auf ein Rechtsanwaltsanderkonto überwiesen.

Klar ist, dass eine professionelle Freitodbegleitung mit Kosten verbunden ist. Klar ist auch, dass, je höher die Sicherheitsstandards angelegt werden und je komplexer die Tätigkeiten der bei einer Freitodbegleitung eingesetzten Professionen (Ärzt*innen, Jurist*innen) sind, sich dies zwangsläufig auch in der Kostenstruktur bemerkbar macht.

Die mindestens an zwei Tagen im Außeneinsatz (An- und Abfahrt zu den Gesprächsterminen und dem Termin für die Freitodbegleitung) befindlichen Ärzt*innen und Jurist*innen erbringen einen nicht unerheblichen Stundeneinsatz, um diese Sicherheitsstandards und Sorgfaltskriterien zu erfüllen. Ganz zu schweigen von der ständigen Erreichbarkeit mit unzähligen Telefonaten und E-Mails, die während des gesamten Freitocverfahrens zwischen den Freitodbegleiter*innen und dem bzw. der Suizidwilligen und/oder den Angehörigen erfolgen.

Der hierfür erhobene *pauschale Kostenbetrag von 4.000 EUR* teilt sich auf die beiden Honorare für den freitodbegleitenden Arzt und den involvierten Juristen in jeweiliger Höhe von rund 1.500 EUR auf, zuzüglich der Fahrt- und Übernachtungskosten und der Kosten für die zum Einsatz kommenden medizinischen Produkte und Medikamente von bis zu 1.000 EUR, einschließlich der bei Rechtsanwält*innen obligatorisch anfallenden 19% Umsatzsteuer. In diesem Betrag sind auch eventuelle Krankentransporte und weitere, notwendige zusätzliche Leistungen enthalten. Die tatsächlichen Kosten können sich somit zwischen 3.500 EUR und 4.500 EUR belaufen. Um diese Diskrepanz auszugleichen, unterschreiben alle Freitodwilligen, dass sie damit einverstanden sind, dass ein bei ihrer Freitodbegleitung nicht aufgebrauchter Betrag für eine andere Freitodbegleitung, die die Kostenpauschale von 4.000 EUR übersteigt, eingesetzt werden kann. Da sich die DGHS-Mitglieder als eine Solidargemeinschaft verstehen hat es nach unserem Erkenntnisstand noch keine Probleme mit dieser Regelung gegeben.

Für *Doppelbegleitungen* wird eine *Kostenpauschale von 5.000 EUR* erhoben.

Wichtig ist zu erwähnen, dass keine gewünschte Freitodbegleitung an den Kosten scheitert. Sollte der/die Antragsteller*in nachweislich bedürftig sein, werden die

Kosten für die Freitodbegleitung aus einem eigens hierfür eingerichteten *Solidarfonds* bestritten, der ebenfalls über ein Rechtsanwaltsanderkonto verwaltet wird. Bis zum jetzigen Zeitpunkt wurden über 40.000 EUR aus dem Solidarfonds zur Übernahme der Kosten für die Freitodbegleitung bedürftiger Mitglieder eingesetzt.

Teil II
Falldokumentationen

10 Fallschilderungen

Auf den folgenden Seiten finden Sie alle durch die DGHS vermittelten Freitodbegleitungen der Jahre 2020 und 2021 in kurzen anonymisierten Falldarstellungen aufgeführt.

Neben verschiedenen Basisdaten wie dem Alter der Antragsstellenden werden konzis der berufliche Hintergrund und die familiäre Situation skizziert sowie die Beweggründe angegeben, die zum Freitodwunsch geführt haben. Bei letzteren handelt es sich in aller Regel entweder um Erkrankungen mit ihren Folgen für die Lebensführung, um Lebenssattheit – oder in einigen Fällen auch um beides.

Hervorgehoben werden die Sichtweisen der betroffenen Menschen selbst, da ihre eigenen Interpretationen ihrer gesundheitlichen Lage oder allgemeiner gesprochen, ihrer Lebenslage überhaupt, entscheidend sind und sie zu dem selbstbestimmten Entschluss, ihrem Leben ein Ende zu setzen, geführt haben. Dies wird gelegentlich durch erhellende direkte Zitate aus den Anträgen der Betroffenen oder aus Gesprächen mit ihnen illustriert.

Deutlich wird mithin, dass es sich bei diesen Personen bei allem erlebten Leidensdruck nicht um verzweifelte Suizident*innen handelt, sondern um Menschen, die mit einem klaren Blick auf ihre Lebenssituation zu einer wohlerwogenen und eigenständigen Entscheidung gelangt sind. Es wird ebenfalls erkennbar, dass eine Freitodbegleitung nicht mit einer pathologisch begründeten Suizidhandlung gleichzusetzen ist.

10.1 Alle Fälle aus dem Jahr 2020

2020–001/Fall Klaus L.

Alter: 80
Beruf: Ingenieur
Beweggrund: Krebserkrankung

Mitte Mai 2020 beendet Klaus L., Jahrgang 1939, im Alter von 80 Jahren durch einen begleiteten Freitod sein Leben. Der Dipl.-Ingenieur lebte in einer Großstadt in Nordrhein-Westfalen. Wegen multipler Karzinome hatte er bei der DGHS um Hilfe gebeten. Es ist das erste Mal, das nach dem Urteil des Bundesverfassungsgerichts zur

Suizidhilfe ein von der DGHS vermittelter Arzt einen Freitod betreut. Im Anschluss wird die Polizei verständigt, damit der Todesfall aufgenommen wird. Der helfende Arzt und ein Zeuge warten so lange, bis die Beamten eintreffen.

2020–002/Fall Claudia M.

Alter: 48
Beruf: Erzieherin
Beweggrund: multiple Erkrankungen

Im August 2020 wird Claudia M. (48), eine gelernte Erzieherin, wegen multipler Erkrankungen auf ihren mehrfach geäußerten und dann schriftlich gestellten Antrag hin beim Suizid unterstützt. Sie hat keine Kinder und keine Geschwister. Nach Besuch der Handelsschule, kurzer Zeitarbeit und einer Ausbildung zur Erzieherin hat sie den Beruf wegen der Erkrankung Morbus Bechterew und starken Übergewichts aufgeben müssen. Zum Schlafen benötigt sie ein Beatmungsgerät. Sie kann ihren Beruf nicht wieder aufnehmen und lebt von Sozialleistungen und den Eltern. Nach deren Tod erhielt sie ein kleines Erbe, das sie aufbrauchte. Zunächst lebte sie von einer kleinen Erwerbsunfähigkeitsrente und Sozialhilfe. Es gibt einen gesetzlichen Betreuer. 15 Jahre lang lebte sie in einer schwierigen Beziehung mit einem Lebensgefährten, der 2018 an den Folgen von Alkohol- und Drogensucht und Diabetes starb. Sie selbst ist seit Jahren zunehmend pflegebedürftig und zog bereits 2016 in ein Wohnheim für Intensiv-Pflegebedürftige. Vor allem die Halswirbelsäule ist schmerzhaft versteift, aber nicht operabel. Dazu kommt Diabetes, Fibromyalgie, Bluthochdruck und Inkontinenz. Das Wohnheim lehnt eine Freitodbegleitung in seinen Räumen ab, also muss ein neutraler Ort gefunden werden. Claudia M. weiß um die Unheilbarkeit ihrer Erkrankungen, eine palliativmedizinische Versorgung ist für sie keine Alternative zum Suizid. Der gesetzliche Betreuer bedauert die über Jahre gereifte Entscheidung, respektiert sie aber.

2020–003/Fall Brigitte G.

Alter: 84
Beruf: Pharmazeutin
Beweggrund: Lebenssattheit

In dem schriftlichen Antrag an die DGHS formuliert Brigitte G., in ihrem früheren Berufsleben Pharmazeutin, ihre Motive, warum sie an einen zur Freitodbegleitung bereiten Arzt vermittelt werden möchte. »Mit dem Wunsch, durch Suizid aus dem Leben zu scheiden, beschäftige ich mich seit 1996. Damals platzte ein Hirn-Aneurysma.« Für Brigitte G. begann damit, so schreibt sie rückblickend, ein langer Leidensweg. Sie ist zunächst rechtsseitig komplett gelähmt. Nach einer Reha-Maßnahme, die dreieinhalb Monate dauert, ist sie »bedingt gehfähig«, schreibt sie im Juni 2020. Bislang hatte sie als Pharmazeutin in der Arzneimittelüberwachung gearbeitet, das ging jetzt nicht mehr.

Durch die beim Gehen erforderlichen Hilfsbewegungen kommt es 2011 zu einem sehr schmerzhaften Bandscheibenvorfall. Mithilfe von Schmerzmitteln und Physiotherapie dreimal in der Woche ist es ihr möglich, sich mit Stock und Rollator in der Wohnung zu bewegen. Sie stürzt immer wieder. Einmal musste sie zwei Meter zum Alarmknopf robben, wofür sie zwei Stunden brauchte. Sie sagt: »Die Vorstellung, beim nächsten Sturz mich so schwer zu verletzen, so dass ich ins Krankenhaus, womöglich in ein Pflegeheim muss, ist mir ein grauenhafter Gedanke. Ich war mein ganzes Leben immer sehr auf meine Selbstständigkeit bedacht und möchte keinesfalls von anderen Menschen abhängig sein.«. In ihrem Haus lebt sie allein, der Lebensgefährte war zwei Jahre zuvor gestorben. Auch viele Freunde sind bereits tot; es ist einsam um sie geworden. Ein Hospiz kommt für sie nicht in Frage, sie lehnt die damit verbundene Abhängigkeit vehement ab. Ihre beiden Brüder und deren Frauen sowie Freunde informiert sie über ihre Absichten und trifft auf Verständnis. Ihrem Antrag legt sie Arztbriefe bei, in denen vom Bandscheibenvorfall und weiteren Leiden die Rede ist. In der Werteerklärung, die ihrer Patientenverfügung beiliegt, hatte sie diesen Punkt auch betont: »Ich bin nicht gerne von anderen abhängig.«.

Im Juli findet das Erstgespräch in ihrer häuslichen Umgebung statt, um ihren Wunsch in aller Ruhe zu besprechen und zu prüfen. Im August 2020 ist für Brigitte G. der Tag gekommen, an dem sie sich verabschieden will. Sie ist 84 Jahre alt und lebenssatt.

2020–004/Fall Gerda R.

> **Alter:** 92
> **Beruf:** Sekretärin
> **Beweggrund:** Fünf Schlaganfälle

Anfang August 2020 beendet Gerda R. ihr Leben. Sie ist 92 Jahre alt, nach fünf Schlaganfällen will sie einfach nicht mehr. In ihrem Zuhause im Hessischen finden die beiden Vorgespräche statt. Nach dem jüngsten Schlaganfall im März 2020 und der draus resultierenden rapiden Verschlechterung des Allgemeinzustandes findet sie, dass nun der richtige Zeitpunkt für den Abschied gekommen sei. Dem Hinweis auf palliative Optionen widerspricht sie, weil sie nicht »in einem Dämmerzustand und völliger Abhängigkeit von pflegerischer und medizinischer Versorgung leben möchte.« Sie wolle auf keinen Fall einen weiteren Hirninfarkt erleben, betont die frühere Sekretärin. Eine stationäre Unterbringung lehnt sie entschieden ab. Anfang des Jahres war sie drei Wochen lang zur Kurzzeitpflege in einem als vorbildlich geltenden Pflegeheim, um dies zu testen. Ihre Erfahrungen waren negativ, so dass sie zum Freitod entschlossen ist. Sie will ihr Leben bis zuletzt autonom und würdevoll leben und selbstbestimmt beenden. Die jüngere ihrer beiden erwachsenen Töchter ist auf ihren Wunsch hin an ihrem letzten Tag bei ihr.

2020–005 & 2020–006/Fall Karin und Alfred H. (Doppelbegleitung)

> **Alter:** 86
> **Beruf:** Bürokauffrau
> **Beweggrund:** multiple Erkrankungen
> * * *
> **Alter:** 91
> **Beruf:** Installateur-Meister
> **Beweggrund:** Lebenssattheit

Anfang Oktober 2020 gibt es erstmals eine Doppel-Begleitung für ein Ehepaar. Bei Karin H. (86) sind es multiple Erkrankungen, die den Wunsch zu sterben manifestierten. Sie war als Bürokauffrau tätig.

Ihr Mann Alfred H. (91) war Installateur-Meister, hat einen Volksschulabschluss und gibt Lebenssattheit an. Beide sind seit Anfang der neunziger Jahre Mitglied bei der DGHS. In ihrem gemeinsam formulierten Antrag auf Vermittlung einer Freitodbegleitung geben sie an, bereits seit sechs Jahren zum Sterben entschlossen zu sein. Ein Versuch in Eigenregie habe »leider nicht geklappt«. Sie sind seit 63 Jahren verheiratet, haben keine Kinder und keine nahen Verwandten, zu denen Kontakt besteht. Karin H. ist seit Jahrzehnten Schmerzpatientin, »austherapiert« und seit zwei Jahren auf den Rollstuhl angewiesen. Eine Besserung ist nicht zu erwarten. Ihr Mann sitzt mittlerweile seit drei Jahren ebenfalls im Rollstuhl wegen Störungen im Bewegungsapparat. Die Vorstellung, dass einer der beiden ad hoc ins Krankenhaus oder Hospiz müsste und sie getrennt würden, können und wollen sie nicht ertragen.

2020–007/Fall Ingeborg P.

> **Alter:** 91
> **Beruf:** Lehrerin
> **Beweggrund:** multiple Erkrankungen

Anfang Oktober 2020 beendet die Lehrerin Ingeborg P. (91) ihr Leben. Neben den Helfern ist eine Freundin in dieser Stunde bei ihr. Sie hatte jüngst einen Schlaganfall und genug von ihrem Dasein. Sie beantragt im Juni 2020 die Vermittlung einer Freitodbegleitung. Die Liste ihrer gesundheitlichen Probleme ist lang. Sie reicht von Osteoporose über Arteriosklerose bis zu einer Schrumpfniere mit drei Zysten. Längst ist sie zu 80 Prozent schwerbeschädigt. Sie schreibt in ihrem Antrag: »Ich kann nicht mehr! Ich will nicht mehr! Bitte Hilfe!« Das Erstgespräch mit einem Beauftragten der DGHS findet mit Wissen und Einverständnis ihrer beiden erwachsenen Kinder im August 2020 statt.

2020–008/Fall Anna K.

> **Alter:** 82
> **Beruf:** Telefonistin
> **Beweggrund:** Chronisches Schmerzsyndrom

Am 13.10.2020 wird die 82-jährige Anna K. in Bayern beim selbstbestimmten Sterben unterstützt. Ihr machen ein chronisches Schmerzsyndrom und massive degenerative Erkrankungen das Weiterleben unerträglich. Die ersten diesbezüglichen Arztberichte liegen zehn Jahre zurück. Sie hat eine große Hüft-Operation sowie Operationen an der Wirbelsäule hinter sich, die Schmerzen bleiben kaum aushaltbar. In der Schmerzskala gibt sie die fast höchste Stufe an. Mit dem Rollator schafft sie maximal 30 Meter. Mehrere Jahre lang wird sie in einer speziellen Schmerzambulanz betreut. Seit 2009 ist sie Witwe, ihre Tochter hilft ihr viel. Nach dem Karlsruhe-Urteil recherchiert die Tochter in ihrem Auftrag nach legalen Möglichkeiten, vom Dasein erlöst zu werden. Sie ist weder ein Fall für die Palliativmedizin noch für ein Hospiz. Die Reise in die Schweiz glaubt sie nicht mehr bewältigen zu können. So findet sie zur DGHS.

2020–009/Fall Doris O.

> **Alter:** 71
> **Beruf:** Lehrerin
> **Beweggrund:** multiple Erkrankungen, Lebenssattheit

Im Oktober 2020 scheidet in einem kleinen Ort in Rheinland-Pfalz Doris O. (71) mit Unterstützung eines durch die DGHS vermittelten Arztes selbstbestimmt aus dem Leben. Die Lehrerin ist bereits seit 1995 Mitglied in der DGHS. Sie trägt Hüftvollprothesen auf beiden Seiten, der Verdauungsapparat erlaubt nur noch wenige Speisen. Es sind multiple Erkrankungen, die ihren Antrag auf Vermittlung einer Freitodbegleitung begründen. Ihr langjähriger Hausarzt unterstützt ihr Anliegen mit einem eigenen Schreiben. Frau O. sei nicht depressiv, aber ihr Lebenswille gebrochen.

2020–010/Fall Roland P.

> **Alter:** 61
> **Beruf:** Musikschullehrer
> **Beweggrund:** Krebs

Im November 2020 wird Roland P. beim Freitod unterstützt. Der 61-jährige Vater von vier erwachsenen Kindern lebte einige Jahre im Ausland, arbeitete lange in einer bayerischen Stadt, wo er an der Musikschule unterrichtete. Er war zuletzt nur noch als Pianist tätig. Bereits im Jahr 2018 hatte er einen schweren Schlaganfall, wurde operiert und war seitdem linksseitig gelähmt. Die Ehefrau organisierte die Pflege.

Dann kommt der Darmkrebs. Er wird operiert, verbringt vier Monate im Krankenhaus wegen vieler Komplikationen. Er unternimmt einen Suizidversuch und wird in die Psychiatrie gebracht. Dort holen ihn Ehefrau und Sohn heraus. Das Weiterleben ist für Roland P. eine Qual. Er ist inkontinent und muss Windeln tragen. Sein körperlicher Zustand verbessert sich so, dass er wenigstens auf einem Stuhl sitzen kann. Bald muss er nur noch liegen. Sein Hausarzt kann den Sterbewunsch nicht tolerieren und stellt die Visiten im Dezember 2019 ein. Ein weiterer ihm bekannter Arzt bestätigt ihm aber die Einwilligungsfähigkeit und geistige Klarheit, so dass er einen Antrag stellen kann.

2020–011/Fall Hannelore B.

Alter: 90
Beruf: Sachbearbeiterin
Beweggrund: multiple Erkrankungen

Im November 2020 darf Hannelore B. (90) wie gewünscht sterben. Die ehemalige Sachbearbeiterin in einem Industriebetrieb lebt in einer mittelgroßen Stadt. Ihren Antrag vom August 2020 begründet sie mit multiplen Erkrankungen. Vor vier Jahren hatte sich ihr allgemeiner Gesundheitszustand, verursacht von Mobilitätseinschränkungen durch Lähmungen und Blutkrebs, verschlechtert. Sie leidet an Lähmungen der Beine, Arme und Nacken und ausgeprägten Gleichgewichtsstörungen. Demnach ist ihre Sturzgefahr sehr hoch. Seit Jahren hat sie sich mit der Option eines selbstbestimmten Sterbens befasst. Im Frühjahr stürzt sie erneut schwer und wird »aufgepäppelt«, dennoch bringt sie kaum mehr als gut 40 Kilo auf die Waage. Bei einer Mitpatientin fängt sie sich einen Darmkeim ein. Die Reha-Maßnahme bricht sie ab.

2020–012/Fall Ernst W.

Alter: 79
Beruf: Betriebswirt
Beweggrund: Krebs

Im November 2020 dreht Ernst W. die bereitgestellte Infusion auf. Der ehemalige Betriebswirt (Hochschulabschluss) ist 79 Jahre alt. Er leidet an Krebs und beantragt im Juli 2020, an einen zur Freitodbegleitung bereiten Arzt vermittelt zu werden. Seit Jahren hatte er auf die Möglichkeit eines begleiteten Suizids gewartet. Zu einer bereits bekannten Krebserkrankung in der Leber war im Juni die Diagnose »inoperabler Krebs« hinzugekommen. Er entscheidet sich gegen Chemotherapie, weil er weiß, dass es keine Hoffnung auf Heilung gibt. Die Vorstellung, seine Körperfunktionen nicht mehr steuern zu können oder von Schmerzmitteln gedämpft zu sein, ist ihm unerträglich. Er schreibt an die DGHS: »Ich möchte noch die Kraft haben, meiner Frau die Hand zu drücken, bevor ich die Medizin zu mir nehme und einschlafe.« Seine Frau trägt die Entscheidung schweren Herzens mit.

2020–013/Fall Ella F.

> **Alter:** 83
> **Beruf:** Kellnerin
> **Beweggrund:** Chronisches Schmerzsyndrom

Im November 2020 kann Ella F. (83) in ihrer Wohnung wie gewünscht mit Hilfe einschlafen. Die Kellnerin mit Volksschulabschluss leidet an multiplen Erkrankungen. Sie ist in einer norddeutschen Großstadt zuhause und war in den zurückliegenden zwei Jahren mit dem dortigen lokalen Ansprechpartner der DGHS mit zahlreichen Telefonaten und Besuchen bereits in regelmäßigem Kontakt. Ihre Leidensgeschichte ist der DGHS demnach bekannt. Im Anschluss an eine Knieprothesen-OP hatte sie sich im Jahr 2011 Krankenhauskeime eingefangen, die zwei weitere Eingriffe nach sich zogen. Mittlerweile droht die Amputation oberhalb beider Knie. Dazu muss sie wegen chronischer Blasenentzündung einen Dauerkatheter tragen. Empfohlen wird ihr zudem ein künstlicher Darmausgang wegen einer wiederkehrenden Darmlähmung. Sie erbricht nach nur kleinsten Essensportionen und kann sich nur wenige Schritte bewegen. Ihr Wunsch nach baldiger Erlösung aus diesem Schicksal wird immer stärker. Sie beantragt daher die Vermittlung einer Freitodbegleitung, welche als dringlich eingestuft wird. Die Gebühr wird für sie aus dem Spendenpool entnommen, da sie selbst den Betrag mit Blick auf ihre kleine Rente nicht aufbringen kann.

2020–014/Fall Ingeborg E.

> **Alter:** 91
> **Beruf:** Schneiderin
> **Beweggrund:** multiple Erkrankungen

Im November 2020 verstirbt Ingeborg E. im Alter von 91 Jahren. Sie ist Herrenschneiderin und Telefonistin (Volksschulabschluss). Nach dem Tod ihres Mannes lebt sie weiter selbstständig in einer kleinen Eigentumswohnung. Es gibt keine Kinder. Eine notarielle Vollmacht hat sie ihrem jüngeren Bruder gegeben, welcher schließlich auch in ihrem Namen die Vermittlung der Freitodbegleitung beantragt. Ingeborg E. hat künstliche Hüften und Osteoporose und leidet an chronischen Schmerzen, die durch Medikamente nur ungenügend gelindert werden können. Seit über einem Jahr ist sie zudem komplett erblindet. Der Hausarzt lehnt Sterbehilfe ab. Sie versucht, nichts mehr zu essen. Schließlich findet die Familie den Kontakt zur DGHS. Ihrem Antrag aus dem August 2020, den der Bruder für sie auf den Weg bringt, folgt Anfang Oktober 2020 ein Erstgespräch.

2020–015/Fall Barbara B.

Alter: 56
Beruf: Lehrerin
Beweggrund: Querschnittslähmung/Tetraplegie

Im Dezember 2020 beendet Barbara B. im Alter von 56 Jahren ihr Leben. Nach einem schweren Motorradunfall im Frühjahr 2019 war sie halsabwärts gelähmt, eine Tetraplegie. Ihren Beruf als Gymnasiallehrerin hat sie geliebt, sie hat keine Kinder. Sie benötigt eine 24-Stunden-Pflege. Das Organisatorische erledigen ihr Bruder und dessen Frau sowie ein Cousin. In ihre Wohnung in der zweiten Etage, wo es keinen Lift gibt, wird sie nicht mehr zurückkönnen. Etwas anderes will sie nicht suchen. Mit Einverständnis ihres Vaters (die Mutter ist bereits verstorben) beantragt sie bei der DGHS die Vermittlung zur Freitodbegleitung. Ein Leben in völliger Abhängigkeit will sie nicht führen, ihre Bilanz ist gezogen. Ende Oktober 2020 findet ein erstes, im Dezember 2020 ein zweites und letztes Vorgespräch statt. Sie ist entschlossen, zu gehen.

2020–016/Fall Ute T.

Alter: 65
Beruf: PTA
Beweggrund: Multiple Sklerose (MS)

Im Dezember 2020 wird Ute T. assistiert. Sie wurde 65 Jahre alt. Beruflich war sie als PTA tätig. Nur die Multiple Sklerose im fortgeschrittenen Stadium macht ihr das Leben zunehmend unerträglich. Von 24 Stunden verbringt sie durchschnittlich 20 Stunden liegend. Sich allein zu drehen oder zur Toilette zu gehen ist ihr nicht möglich. So kommt es vor, dass sie trotz Katheter oftmals über Stunden in ihrem eigenen Urin liegt. Die MS-Erkrankung hat sich schleichend verschlechtert. Eine Verbesserung ihres Zustandes ist nicht mehr zu erwarten. Auf ihre Bitte hin bestätigt der langjährige Hausarzt ihren gesundheitlichen Zustand und weist darauf hin, dass sie einwilligungsfähig und nicht depressiv ist. Ein über die DGHS vermittelter Mitarbeiter sucht sie im Oktober 2020 für ein persönliches Erstgespräch auf.

2020–017/Fall Brigitte B.

Alter: 81
Beruf: Beamtin im höheren Dienst
Beweggrund: Krebs

An einem Tag im Dezember 2020 ist der letzte Tag von Brigitte B. angebrochen. Ihr Krebs an Brust und Blase ist weit fortgeschritten. Dass sie so gut wie »austherapiert« ist, weiß sie. Bereits seit 1984 ist sie wegen Multipler Sklerose berentet. Die 81-Jährige kann sich im Haus nur noch mühsam bewegen, das Grundstück verlässt sie mittlerweile gar nicht mehr. Sie hatte Wirtschaftswissenschaften studiert und war im höheren Dienst bei einer Bundesbehörde tätig. Nach ihrer Frühpensionierung zieht sie zu ihrer Mutter nach Sylt. Die Mutter stirbt bereits wenige Jahre später unter großen Qualen und schlechter Schmerzbekämpfung. Brigitte B. tritt daraufhin 1988 in die DGHS ein.

2020–018/Fall Said B.

> **Alter:** 90
> **Beruf:** Ingenieur
> **Beweggrund:** Krebs

Im Dezember 2020 will der Maschinenbauingenieur Said B. nicht mehr länger warten. Er ist 90 Jahre alt, leidet seit 1999 an Leukämie, dazu kam ein chronisches Schmerzsyndrom. Bereits seit 2014 sitzt er im Rollstuhl und braucht für jeden Handgriff Hilfe. Nachts wird er wiederholt wach. Seine Frau pflegt ihn rund um die Uhr, unterstützt von einem ambulanten Pflegedienst. Im Gutachten des Medizinischen Dienstes ist von 120 Wochenstunden Pflege die Rede. Er selbst sagt, dass sich in jüngster Zeit sein Allgemeinzustand sehr verschlechtert habe. Zwei Suizidversuche hat er bereits hinter sich, die behandelnden Ärzte bestätigen die Erfolglosigkeit der psychiatrischen Intervention. Eine Woche vor Weihnachten findet das Erstgespräch statt, nach den Feiertagen das zweite. Er will und kann nicht mehr. Seine Familie ist bei ihm.

10.2 Alle Fälle aus dem Jahr 2021

2021–001/Fall Friedrich B.

> **Alter:** 83
> **Beruf:** Landwirt
> **Beweggrund:** Krebs

Im Januar 2021 stirbt Friedrich B. (83). Der Landwirt leidet an metastasiertem Krebs, hat dauerhaft Schmerzen und Schwindelattacken. Seine Frau ist bereits verstorben, es gibt nur noch eine Nichte, mit der er wenig Kontakt hat. Er wird palliativmedizinisch versorgt, leidet aber an dem Gefühl der Abhängigkeit. Er ist seit mehr als 20 Jahren Mitglied der DGHS und beantragt nach entsprechender telefonischer Beratung im September 2020 die Vermittlung zur Freitodbegleitung.

2021–002/Fall Gerhard R.

> **Alter:** 90
> **Beruf:** Arzt
> **Beweggrund:** Krebs

Im Januar 2021 hat es Prof. Dr. Dr. Gerhard R. geschafft und kann in seinem Zimmer einer Alteneinrichtung sterben. Der ehemalige Militärmediziner ist geistig völlig klar, aber körperlich stark geschwächt, er leidet an Herz- und Niereninsuffizienz sowie Krebs und Kachoxie. Nach dem Urteil des Bundesverfassungsgerichts hatte er gemeinsam mit seiner Frau sterben wollen. Doch bei dieser bricht sehr plötzlich eine Krebserkrankung aus, an der sie kurz darauf verstirbt. Nach 60 Jahren Ehe gibt es noch seine Tochter. Diese ist beim Vorgespräch im Januar dabei. Nach einem Erstgespräch im Oktober 2020 hatte R. grünes Licht bekommen, er meldet sich in engen Abständen telefonisch bei der DGHS und hält noch bis zum Jahresbeginn durch. Dann ist es endlich so weit, die ersehnte Infusion wird von einem Arzt gesteckt. Er darf sie aufdrehen.

2021–003/Fall Hella E. & 2021–004/Fall David J. (Doppelbegleitung)

> **Alter:** 85
> **Beruf:** *nicht bekannt*
> **Beweggrund:** Multiple Sklerose (MS)
> * * *
> **Alter:** 84
> **Beruf:** Übersetzer
> **Beweggrund:** COPD mit Emphysem

Im Januar 2021 gibt es eine Doppelbegleitung. Hella E. (85) leidet an Multipler Sklerose und dem sog. Sjögren-Syndrom. Sie hatte bereits im August den Antrag formuliert, weil sie sich aus dem Dasein verabschieden will. Zahlreiche ärztliche Atteste aus mehreren Jahren dokumentieren ihre Entschlossenheit. Beim Erstgespräch im November 2020 wird klar, dass ihr Ehemann David J. (84) gemeinsam mit ihr gehen will. Er war Übersetzer. Der 84-Jährige ist stark geschwächt, wiegt nur noch 39 Kilo, er kämpft mit Osteoporose und der Lungenkrankheit COPD mit Emphysem. Seine beiden erwachsenen Kinder aus einer früheren ersten Ehe, die sich s. E. wenig für ihn interessieren, will er nicht von seinen Absichten in Kenntnis setzen. Sie sollen erst, so verfügt er es in seinem Antrag, posthum benachrichtigt werden.

2021–005/Fall Hans-Werner B.

> **Alter:** 86
> **Beruf:** Beamter
> **Beweggrund:** Herzinfarkt, Schlaganfall u. a.

Mitte Februar 2021 stirbt Hans-Werner B. (86). Er war nach einem Volksschulabschluss als Postbeamter und Nebenerwerbslandwirt tätig und ist geschieden. Herzinfarkt und Schlaganfall sowie weitere gesundheitliche Einschränkungen haben dem gläubigen Mann jede Kraft und den Lebenswillen genommen. Seine drei erwachsenen Kinder und die Schwester hat er informiert und stößt größtenteils auf Verständnis. Er beantragt Anfang Januar 2021 die Vermittlung zu einer Freitodbegleitung. Zwei Wochen später wird alles erstmals mit ihm besprochen.

2021–006/Fall Hildegard H.

> **Alter:** 74
> **Beruf:** Apothekenhelferin und Industriekauffrau
> **Beweggrund:** Hüft-, Knie- und Schulter TEP, Glaukom

Im Februar 2021 wird Hildegard H. bei ihrem selbstbestimmten Abschied unterstützt. Die 74-jährige Apothekenhelferin und Industriekauffrau stellt im Oktober 2020 ihren schriftlichen Antrag. Zunächst scheint es nicht sehr eilig. Doch nach einem Sturz und anschließender Behandlung fürchtet sie, dass ein Altersheim die nächste Station werden könnte. Das lehnt sie vehement ab. Sie meldet sich erneut. Zum Jahresende 2020 hatte ein Erstgespräch in ihrer häuslichen Umgebung stattgefunden. Sie gibt Probleme mit den Hüft-, Knie- und Schulter-Prothesen sowie ein Glaukom als Gründe für ihren Sterbewunsch an. Im April schreibt ihre langjährige Freundin einen Dankesbrief an die DGHS, in dem sie davon spricht, wie unendlich erleichtert Hildegard H. über die erfolgte Zusage war. Die erwachsenen Kinder trauern voller Respekt für sie und ihre Entscheidung.

2021–007/Fall Marga Sch.

> **Alter:** 83
> **Beruf:** Sekretärin und Hausfrau
> **Beweggrund:** Krebs

Im Februar 2021 schläft Marga Sch. mit 83 Jahren wie gewünscht ein. Sie hat eine Darmkrebserkrankung überstanden, laboriert nun an Schmerzen wegen einer Hüftprothese und einer Schilddrüsenerkrankung. Zunächst wendet sie sich telefonisch an Schluss.PUNKT, wo sie ausführlich beraten wird, ihre Motivation wird dokumentiert. In ihrem schriftlichen Antrag, der drängt, zitiert sie Theodor Fontane: »Im Herzen tiefste Müdigkeit. Alles sagt mir: Es ist Zeit.« Marga Sch. lebt in einem Seniorenstift, nachdem sie viele Jahre ihren Mann gepflegt hatte. Kinder hatte sie nicht. Oft hat ihr kranker Mann gebeten, ihn mit einem Kissen zu ersticken, damit sein Leben und Leid ein Ende haben. Das hat sie nicht fertiggebracht, sagt sie später. Sie waren 46 Jahre miteinander verheiratet. Sein Beruf brachte es mit sich, dass sie viele Jahre im Ausland lebten. Nun geht es ihr selbst zunehmend schlechter, sie ist sehr schwach, hat starke Schmerzen. Selbst ein kleiner Spaziergang ist nicht möglich.

2021–008/Fall Frauke G.

> **Alter:** 78
> **Beruf:** Bankkauffrau
> **Beweggrund:** multiple Erkrankungen

Im März 2021 darf Frauke G. (78) selbstbestimmt sterben. Ihr Leben sei ihr nur noch eine Qual, schrieb sie in ihrem Antrag. Als Spätfolge einer Kinderkrankheit leidet sie seit ihrem zehnten Lebensjahr an Narkolepsie. Ihr Grad der Behinderung (GdB) beträgt 90 Prozent, sie ist stark übergewichtig. Auf die Gründung einer eigenen Familie hatte sie wegen der Erkrankung verzichtet, es gibt eine Wochenendbeziehung. Einige Jahre konnte sie als Bankkauffrau arbeiten, später noch ein paar Jahre in anderen Bereichen, bis sie ihre Berufstätigkeit wegen der Narkolepsie aufgeben muss. Sie lebt in einer Senioreneinrichtung. Solange sie noch einigermaßen laufen konnte, pflegte sie Hobbies, die ihr Lebensfreude gaben. Mittlerweile ist es aber nach ihrem Empfinden nur noch ein »Dahinvegetieren«. Nun hat sie genug, im September 2020 formuliert sie einen Antrag auf Vermittlung einer Freitodbegleitung. Das Erstgespräch findet im Oktober 2020 statt. Bis Anfang März des Folgejahres hält sie durch.

2021–009/Fall Daniel W.

> **Alter:** 58
> **Beruf:** Kunsthändler
> **Beweggrund:** Multiple Sklerose (MS) im Endstadium

Im März 2021 wird Daniel W. geholfen. Er ist erst 58 Jahre alt, aber seine Multiple Sklerose, an der er seit 2005 leidet, ist bereits im Endstadium. Er wird zuhause liegend gepflegt, die Schwerbehinderung des ehemaligen Kunsthändlers liegt bei 100 Prozent. Bei einer stationären Aufnahme im Jahr 2018 wird Wundliegen festgestellt, seine Nieren haben versagt. In seinem Antrag beschreibt er, wie er sich in seinem Körper gefesselt fühlt, der linke Arm kann auch schon nicht mehr bewegt werden. Seine Korrespondenz führt er über eine Vertrauensperson. Im August 2020 tritt er in die DGHS ein. Als die vom Verein vorgegebene Wartezeit von sechs Monaten Mitgliedschaft vorbei sind, will und kann es für ihn nicht mehr länger weitergehen.

2021–010/Fall Lore R.

> **Alter:** 64
> **Beruf:** Therapeutin
> **Beweggrund:** Atypisches Parkinson-Syndrom

Im März 2021 kann Lore R. sterben. Sie ist 64 Jahre alt. Nach einem Studium war sie als Dipl.-Germanistin und Dipl.-Sozialtherapeutin tätig. Doch das geht schon lange nicht mehr. Die Mutter zweier Söhne leidet an einem atypischen Parkinson-Syndrom und ist, so das Gutachten der behandelnden Ärztin für die Krankenkasse, »medizinisch austherapiert.« Sie ist verzweifelt. Als Frau der Sprache leidet sie besonders, dass ihr das Sprechen und das Schreiben mittlerweile so schwerfallen. In der Großstadt, in der sie lebt, telefoniert sie Ärzte und Organisationen ab. Einen gewöhnlichen Suizid lehnt sie ab. Schließlich seien ihr die Menschen, die sie auffinden müssten, nicht gleichgültig. Ihr Wunsch ist ein assistierter Suizid. Nach dem Urteil des Bundesverfassungsgerichts ist das theoretisch für sie möglich. So sucht sie weiter und setzt schließlich ihre Hoffnung auf eine Vermittlung durch die DGHS, sobald die erforderliche Wartezeit (sechs Monate Mitgliedschaft) vorbei ist.

2021–011/Fall Marianne L.

Alter: 80
Beruf: Verwaltungsangestellte
Beweggrund: Amyloid-negatives kortikobasales Syndrom

Im März 2021 ist für Marianne L. (80) ihr letzter Lebenstag angebrochen. Die ehemalige Verwaltungsangestellte lebt allein. Seit Jahren leidet sie an einem Amyloid-negativen kortikobasalen Syndrom, eine Erkrankung aus der Parkinson-Gruppe. Mittlerweile ist sie wegen erhöhter Sturzgefahr nicht mehr in der Lage, sich alleine selbstständig fortzubewegen. Alltagstätigkeiten wie Waschen und Anziehen bewältigt sie nur noch mit Hilfe. Ihren behandelnden Ärzten sagt sie, dass sie daran denkt, Sterbehilfe in der Schweiz in Anspruch zu nehmen. Eine Knie-Operation, zu der ihr die Ärzte nach einem Sturz raten, wird wegen der Covid-19-Pandemie zunächst abgesagt. Für einen neuen Termin hat sie keine Kraft mehr.

Sie wendet sich an Schluss.PUNKT und wird von der DIGNITAS-Mitarbeiterin an die DGHS verwiesen. Umgehend tritt sie in die DGHS ein. Ihrem Antrag von Ende August 2020 folgt nach wenigen Wochen ein Erstgespräch in ihrer Wohnung. Bei diesem Gespräch bekräftigt sie ihren Wunsch, zu sterben. Dann wartet sie noch ein paar Monate ab.

2021–012/Fall Ellinor M.

Alter: 89
Beruf: Lehrerin
Beweggrund: Lebenssattheit

Im März 2021 wird Ellinor M. die Möglichkeit gegeben, selbst über ihr Lebensende zu bestimmen. Sie ist 89 Jahre alt. Ihr Berufsleben hat sie nach einem Hochschulabschluss als Lehrerin verbracht. In ihrem Leben gibt es einen Stiefsohn, der auch vorsorgebevollmächtigt ist. Sie kann sich in ihrer nicht barrierefreien Wohnung nur noch mit dem Rollator bewegen, sie will nicht mehr, drei gescheiterte Suizidversuche hat sie hinter sich. Zwei Mal brachte die Feuerwehr sie deshalb in die Klinik. Im November 2020 setzte sie ihre Hoffnung auf eine organisierte Freitodbegleitung.

Eine erste persönliche Begegnung mit dem Helfer hat sie im Februar 2021. Ihr Motiv: Lebenssattheit.

2021–013/Fall Werner B.

> **Alter:** 86
> **Beruf:** Mechaniker für Strickmaschinen, später Position in einer Landeszentralbank
> **Beweggrund:** multiple Erkrankungen

Im März 2021 beendet Werner B. im Alter von 86 Jahren sein Leben. Sein Hausarzt war zuvor angesprochen worden, bestätigt ihm seinen Sterbewunsch, möchte aber nicht selbst der helfende Arzt sein. B., der in einem kleinen Ort am Bodensee lebt, leidet an schwerer Osteoporose, jüngst ist ein Karzinom gefunden und entfernt worden. Die Wirbelsäule ist stark verkrümmt, bald wird er sich nicht mehr allein versorgen können. Noch lebt Werner B. nach dem Tod seiner Frau in der ehelichen Wohnung, zu den drei Kindern hat er ein enges Verhältnis. Durch die starken Osteoporose-Schmerzen kann er seine Besorgungen nicht mehr zu Fuß erledigen und keine Einkäufe tragen. Also nutzt er das Auto, stellt aber fest, dass seine Fahrtüchtigkeit nachlässt und auch sein Gedächtnis. Bald wird er schwerere Schmerzmittel nehmen müssen. Vom Naturell her Einzelgänger, ist es Werner B. ein »grauenhafter Gedanke«, in ein Pflegeheim umziehen zu müssen. Im November 2020 wendet er sich an die DGHS und bittet um eine entsprechende Vermittlung. Er wird Anfang des Jahres 2021 erstmals aufgesucht. Seine drei Kinder nehmen an diesem Gespräch teil. Sie sagen, dass sie den Wunsch des Vaters letztlich achten wollen.

2021–014/Fall Hans-Jürgen M.

> **Alter:** 80
> **Beruf:** Dipl.-Ing.
> **Beweggrund:** Krebs, Aneurysma

Im April 2021 darf sich Hans-Jürgen M. endlich aus seinem Dasein selbstbestimmt verabschieden. Er ist 80 Jahre alt und erträgt immer mehr körperliche und geistige Einschränkungen. Diese resultieren vor allem aus Vorerkrankungen wie zwei künstlichen Hüften, Operationen wegen eines Aneurysmas. Er braucht Hilfe beim Einkaufen, bei der Wäsche und bei der Mobilität. Wegen Prostatakrebs musste Herr M. in vorzeitigen Ruhestand gehen. Er ist geschieden, hat eine erwachsene Tochter und lebt in der Nähe einer Großstadt in Nordrhein-Westfalen. Seit 2020 steht er im regen Austausch mit der dortigen lokalen DGHS-Ansprechpartnerin. Im Oktober 2020 wendet er sich mit einem Antrag auf Vermittlung zur Freitodbegleitung an die DGHS-Geschäftsstelle in Berlin.

2021–015/Fall Maria H.

> **Alter:** 91
> **Beruf:** Med. Fußpflegerin
> **Beweggrund:** Lebenssattheit

Frau H. geht es schlecht. Sie hat Wasser in den Beinen und kann das Haus nicht verlassen. Sie hat sich vor längerer Zeit entschieden, »auf humane Weise zu sterben«, wie sie es selbst sagt. Sie ist 91 Jahre alt. Vor vier Jahren hatte sie eine Rückenoperation abgelehnt, weil sie sich bei der Pflege ihres Mannes in der Pflicht sah. Sie kann schlecht laufen, hat permanent Schmerzen in den Beinen und mag nicht mehr. Wiederholt steht sie mit der DGHS in Kontakt, bis sie an einen zur Freitodbegleitung bereiten Arzt aus ihrer Nähe vermittelt werden kann. Anfang April 2021 darf sie mit dessen Hilfe selbstbestimmt sterben.

2021–016/Fall Freia Sch.

> **Alter:** 79
> **Beruf:** Versicherungskauffrau
> **Beweggrund:** Lebenssattheit

Ebenfalls Anfang April 2021 ist für Freia Sch. ihr Lebensweg zu Ende. Vor etwa 20 Jahren hatte sie eine Zysten-Operation an den Beinen, die dauerhafte Schmerzen nach sich zog. Dazu kam vor sechs Jahren ein Krankenhauskeim, dessen Ausbreitung zwar gestoppt werden konnte, dennoch verstärkten sich die Schmerzen. Ihre große Sorge ist, dass sich ein Blutpfropf löst und sie durch einen so befürchteten Schlaganfall nicht mehr selbstständig wird leben können. Die 79-jährige frühere Versicherungskauffrau ist alleinstehend. Mit dem Hausarzt über ihren Sterbewunsch zu sprechen, lehnt sie wegen des nicht guten Vertrauensverhältnisses ab.

2021–017/Fall Brigitte B.

> **Alter:** 67
> **Beruf:** Lehrerin
> **Beweggrund:** Krebs

Mitte April 2021 beendet Brigitte B. ihr Leben. Seit mehr als zehn Jahren ist sie Mitglied bei der DGHS. Beim Bundesinstitut für Arzneimittel und Medizinprodukte stellt sie einen Antrag auf Erwerbserlaubnis für Natrium-Pentobarbital. Als dies von der Behörde (wie in allen anderen bekannten 223 Fällen auch) abgelehnt wird, klagt sie vor Gericht.

Vor etwa zehn Jahren war sie an Gebärmutterkrebs erkrankt, was diverse Operationen und Folgeschäden im Verdauungstrakt nach sich zog. Mittlerweile werden die ständigen Schmerzen stärker. Sie muss sich sogar das Lachen unterdrücken, sollte ihr ausnahmsweise mal danach sein. Das verbliebene Zwerchfell tut zu weh.

Die Erfahrung mit dem Sterben ihrer Mutter, des Bruders und einer Tante sind für sie eher abschreckend. Palliative Sedierung um jeden Preis oder gar ein Hospizplatz – das ist nicht ihr Fall. Brigitte B. will nicht mehr weiterleben und beantragt die entsprechende Hilfe.

2021–018/Fall Peter B.

> **Alter:** 78
> **Beruf:** Sachbearbeiter im gehobenen Dienst
> **Beweggrund:** Krebs/Lebenssattheit

Ende April 2021 verstirbt Peter B. wie von ihm gewünscht. Sein langjähriger Hausarzt bestätigt ihm nach zwei ausführlichen Gesprächen, dass sein Wunsch für ein selbstbestimmtes Sterben glaubhaft schon seit Jahren besteht. Den Argumenten des Arztes für ein Weiterleben widerspricht er klar und bestimmend. B. wendet sich an die DGHS, weil vor zwei Jahren bei ihm ein bösartiges Krebsleiden festgestellt worden war. Seine Eltern sind verstorben, weitere Angehörige hat er nicht. Er ist geschieden und tut sich schwer mit dem Alleinsein. Nach einem Realschulabschluss wurde er Sachbearbeiter und arbeitete im gehobenen Dienst bei der Bundesanstalt für Arbeit. Besonders das qualvolle Sterben der Mutter ist ihm ein abschreckendes Beispiel, dem er durch seinen Freitod zuvorkommen will. Lange beschäftigt er sich mit der Überlegung und bespricht sie wiederholt mit Freunden. Seit 2015 lebt er in einer Senioreneinrichtung in einer Großstadt. Die Betreiber der Einrichtung tolerieren seinen Wunsch und die Option, dass er in seinen eigenen vier Wänden unter dem Dach der Einrichtung alles Nötige mit Hilfe eines Arztes einleitet.

2021–019/Fall Elke S.

> **Alter:** 86
> **Beruf:** Kauffrau
> **Beweggrund:** multiple Erkrankungen

Ende April geht für Elke S. in Norddeutschland ein langgehegter Wunsch in Erfüllung. In Anwesenheit ihrer beiden Töchter darf sie selbstbestimmt ihr Leben beenden. Vor 30 Jahren wurde ein Tumor im Bauchraum gefunden, ihre Lebenserwartung schien auf ein bis zwei Jahre begrenzt. Doch nun kämpft sie seit 30 Jahren dagegen an. Mittlerweile kann sie sich kaum noch bewegen und sehen. In allen Dingen des Alltags ist sie auf Hilfe angewiesen. Wegen Darminkontinenz muss sie bis zu sechs Mal am Tag gewaschen und gewickelt werden. Seit Jahren muss sie einen Blasenkatheter tragen, der regelmäßig zu Entzündungen führt. Mitunter liegt sie sich wund, einen Dekubitus am Steiß hat sie bereits ertragen. Sie will nicht mehr länger. Den Antrag auf Vermittlung einer Freitodbegleitung wird von einer ihrer Töchter ebenfalls unterschrieben, sie versteht die Entscheidung. Die andere Tochter wird später den Sterbefall an die Geschäftsstelle der DGHS melden.

2021–020/Fall Ruth B.

> **Alter:** 93
> **Beruf:** Schneiderin (selbstständig) und Sachbearbeiterin (angestellt)
> **Beweggrund:** COPD und Glaukom beiderseits

Anfang Mai 2021 erfüllt sich der Wunsch von Ruth B., selbstbestimmt zu sterben. Sie ist 93 Jahre alt und bereits seit vielen Jahren Mitglied in der DGHS. Sie ist wegen Glaukomen auf einem Auge blind, das andere Auge droht ebenfalls zu erblinden. Sie wohnt allein in einer süddeutschen Großstadt, der einzige Angehörige ist ein Neffe, der in Spanien lebt. Zudem leidet sie an der Lungenkrankheit COPD. Die drohende Erblindung und die Beschwerlichkeiten des Alters machen ihr sehr zu schaffen. Beruflich hat sie sich zunächst als selbstständige Schneiderin betätigt, später war sie als Sachbearbeiterin bei einem Versicherungskonzern angestellt. Inzwischen ist sie längst berentet. Sie sagt: »Es könnte sich alles schnell verschlimmern. Das will ich nicht erleben. Deshalb will ich sterben.« Ein paar Jahre zuvor hatte sie mit einem lokalen Ansprechpartner der DGHS die Möglichkeit des freiwilligen Verzichts auf Nahrung und Flüssigkeit ernsthaft besprochen. Da der Ansprechpartner mittlerweile verstorben ist, erwägt sie die Variante, eine tödliche Medikamentenkombination auf eigene Faust einzunehmen. Die Bekannten, mit denen sie über ihren Wunsch spricht, wollen davon nichts wissen. Schließlich erkundigt sie sich bei der neuen Telefon-Hotline Schluss.PUNKT und entscheidet sich, einen Antrag auf Vermittlung zur Freitodbegleitung zu stellen.

2021–021/Fall Wolfgang K.

> **Alter:** 93
> **Beruf:** Richter am Landgericht
> **Beweggrund:** multiple Erkrankungen

Anfang Mai 2021 wird Wolfgang K. zum Freitod verholfen. Der pensionierte Richter ist mittlerweile 93 Jahre alt. Bereits seit Mitte der achtziger Jahre ist er Mitglied in der DGHS, nun hofft er »höflich und ebenso freiverantwortlich« darauf, an einen zur Freitodbegleitung bereiten Arzt vermittelt zu werden. Er hat bereits seit zehn Jahren starke Herzbeschwerden. 2012 wurde ihm eine künstliche Herzklappe eingesetzt, etwas später zwei Stents und wieder ein Jahr später ein Herzschrittmacher. Dazu kommen diverse Altersleiden wie Diabetes Typ 2, Makuladegeneration an den Augen und eine Gangstörung. Er fühlt sich bereits dem Tode nah, möchte aber seinen Abschied nun selbstbestimmt gestalten. Seine Frau respektiert diesen Weg. Die Hausärztin steuert ein Attest bei, weil auch sie sein Gesuch nachvollziehen kann.

2021–022/Fall Barbara R.

> **Alter:** 83
> **Beruf:** ehemalige Leistungssportlerin
> **Beweggrund:** multiple Erkrankungen

Ebenfalls Anfang Mai hat es Barbara R. geschafft. Sie kann nur noch mühsam am Rollator gehen. Drei Bandscheibenoperationen an der Halswirbelsäule inklusive einer Versteifung haben eine vermehrte Sturzneigung und Schwindel zur Folge. Sie erleidet mehrfach Knochenbrüche, z. B. an der Schulter, wenn sie stürzt. Ihr Leben lang war sie auch in ihrer Freizeit sehr sportlich, ebenso wie ihr Mann. Dieser verunglückte vor acht Jahren mit dem Rennrad tödlich, Kinder haben die beiden nicht. Sie waren 54 Jahre glücklich verheiratet. Es gibt zwei Neffen, die zusagen, beim gewünschten Freitod zu helfen. Doch im März berichtet sie, dass bei einem der Neffen ein Hirntumor festgestellt wurde. Er ist nun selbst schwer krank. Barbara R. ist 83 Jahre alt und lebt in einem betreuten Wohnen in einer bayerischen Stadt. Sie will und kann nicht mehr.

2021–023/Fall Brigitte S.

> **Alter:** 87
> **Beruf:** Kaufm. Abt.-Leiterin
> **Beweggrund:** Lebenssattheit, multiple Erkrankungen

Im Mai 2021 verstirbt Brigitte S. mit Hilfe eines Arztes, der ihr den Freitod ermöglicht. Sie ist 87, geht nur an Krücken. Gepeinigt wird sie von Asthma und diversen Allergien. Brigitte S. hat ihre Großmutter, ihre Eltern und ihren Mann bis zum Ende gepflegt. Ihr Berufsleben hat sie als Sekretärin und kaufmännische Abteilungsleiterin verbracht, im Ruhestand widmet sie sich dem Schreiben. Jetzt möchte sie ihren eigenen Weg gehen. Sie will nicht »an Geräten hängen und meinen Willen nicht mehr äußern können.« Eine palliativmedizinische Behandlung oder ein Hospizaufenthalt kommen für sie nicht in Frage. Kinder gibt es nicht. Ihre Cousine und die Tochter einer weiteren Cousine stehen ihr am nächsten. Mit diesen beiden Frauen und einem Freund bespricht sei wiederholt ihre Überlegungen. Der Hausarzt kennt seit 2018 den Wunsch nach einem selbstbestimmten Sterben. Er schreibt ihr ein entsprechendes befürwortendes Attest, auch ein Schmerzspezialist wünscht ihr, dass sie diesen Weg gehen kann.

2021–024/Fall Ursula F.

> **Alter:** 94
> **Beruf:** Technische Zeichnerin
> **Beweggrund:** multiple Erkrankungen, Lebenssattheit

Im Mai 2021 ist für Ursula F. ihr Leiden endlich vorüber. Es begann im Jahr 2014 nach einer Darmspiegelung. Unklare dauerhafte Rückenschmerzen quälten sie, die täglich schlimmer wurden. Fünf Jahre lang nimmt sie Opioide, schmerzfrei aufrecht stehen ist für sie unmöglich geworden. Dazu kommt eine chronische Bauchspeicheldrüsenentzündung. Auch die Augen bereiten ihr Kummer, eine trockene Makuladegeneration. Der Kopfschmerz ebenfalls, ausgehend von der Schulter. Im August 2020 nimmt sie eine Überdosis Schlaftabletten, ihre erwachsene Tochter, die in der Nähe wohnt, findet sie und leitet die Rettung ein. Inzwischen hat Ursula F. ihre Tochter dazu gebracht, den Wunsch nach selbstbestimmtem Sterben zu akzeptieren. Die ehemalige technische Zeichnerin wendet sich im Dezember an die DGHS, aber noch muss sie sich zunächst gedulden. Ein Erstgespräch im April ergibt »grünes Licht«.

2021–025/Fall Gertraud Sch.

Alter: 92
Beruf: Selbstständige Geschäftsfrau
Beweggrund: Multiple Sklerose (MS)

Mitte Mai 2021 darf sich Gertraude Sch. verabschieden. Sie hatte einen geplanten Doppelsuizid überlebt, ihr Mann starb vor fünf Jahren, sie selbst wurde »leider wiederbelebt«, wie sie selbst sagt. Der einzige Sohn starb vier Wochen nach diesem Drama an Krebs. Was bleibt, sind zwei Enkel, die sie sehr schätzt. Sie hat MS, inzwischen sind ihre Beschwerden nach einer missglückten Darmspiegelung immer stärker geworden. Ihr Magen sei nicht mehr da, wo er hingehört. Dazu kommt starker dauerhafter Schwindel. Sie stößt im September 2020 bei ihrer Suche nach Hilfe auf die DGHS, absolviert die vorgeschriebene Wartezeit. Gertraude Sch. ist 92 Jahre alt.

2021–026/Fall Jutta N.

Alter: 84
Beruf: *nicht bekannt*
Beweggrund: schwere multiple Erkrankungen

Im Mai 2021 darf Jutta N. selbstbestimmt sterben. Die 84-Jährige ist nur noch ein Schatten ihrer selbst. Sie leidet an einer mittlerweile stark ausgeprägten Skoliose, die sie nicht nur in den Rollstuhl zwingt, sondern auch durch einen damit verbundenen Schiefhals das Sprechen, Schlucken und Atmen zur Tortur werden lässt. Schmackhaftes Essen, aber auch Lesen oder Fernsehen haben keinen Reiz mehr für sie. Es ist sogar schmerzhaft für sie, anderen Menschen in die Augen zu sehen. Hinzu kommt eine Schulterarthrose, die die Beweglichkeit der Arme stark einschränkt, und jüngst eine Unterschenkelfraktur. Nun ist sie bei allen Alltäglichkeiten auf fremde Hilfe angewiesen, was nach ihren eigenen Angaben »für mich als stolze Eigenständigkeit gewohnte Frau das Maß an Entwürdigung und Zumutung übersteigt und mich des letzten Restes an lebenswerten Monaten beraubt«. Sie bittet ihren Sohn, den Antrag ins Reine zu schreiben. Sie war Mitte der neunziger Jahre bereits in die DGHS eingetreten, nachdem sie ihren Mann an Krebs verloren hatte. Es gibt noch einen Stiefsohn. Er ist ebenfalls Arzt und stammt aus der ersten Ehe ihres verstorbenen Mannes. Er respektiert den Sterbewunsch seiner Stiefmutter, lehnt eine aktive Teilnahme allerdings ab. So wird allein der leibliche Sohn am Schluss bei ihrem Freitod bei ihr sein.

2021–027/Fall Susanne Z.

Alter: 65
Beruf: Selbstständige Geschäftsfrau
Beweggrund: Multiple Sklerose (MS)

Susanne Z. will ihren 65. Geburtstag noch feiern und sich dann verabschieden. Im Mai 2021 kann sie auf die Hilfe eines durch die DGHS vermittelten Arztes setzen. Sie litt zunehmend an körperlichen Beeinträchtigungen. Eine langsam fortschreitende Multiple Sklerose ist seit inzwischen 30 Jahren ihr Begleiter. Früher besaß sie einmal einen Laden, heute ist eine behindertengerechte Wohnung ihre tägliche Umgebung. Ihren Neurologen, dem sie über die Kontaktaufnahme zur DGHS berichtet, informiert sie über Erstickungsanfälle und Wortfindungsstörungen. Der neurologische Befund hat sich weiter verschlechtert. Da sie bei klarem Verstand sei, hat der Facharzt ihrem Todeswunsch nichts entgegenzusetzen und versteht diesen. Er konstatiert im Spätsommer 2020 eher eine Therapiemüdigkeit. Susanne Z. schreibt ihren Antrag auf Vermittlung einer Freitodbegleitung mit schwerer Handschrift und in Stichworten. Das halbe Jahr Wartezeit, in dem ihre Mitgliedschaft vorliegen muss, hat sie im März absolviert und wünscht sich nun, gehen zu dürfen. Zwei Wochen nach Posteingang wird sie zu einem klärenden Erstgespräch aufgesucht und ihr Wunsch nach näherer Prüfung befürwortet.

2021–028/Fall Hansjörg H.

Alter: 66
Beruf: Dipl.-Ingenieur
Beweggrund: Multiple Sklerose (MS)

Bis zum Juni 2021 muss sich Hansjörg H. noch gedulden, bevor er endlich sterben darf. Im September des Vorjahrs hatte er sich an die Telefon-Beratung Schluss.-PUNKT gewandt und sich über die Möglichkeiten eines selbstbestimmten Sterbens erkundigt. Er ist am Ende seiner Leidensfähigkeit angelangt. Er ist vor kurzem 66 Jahre alt geworden und hat trotz der Multiplen Sklerose ein aus seiner Sicht erfülltes Leben gehabt. Der Dipl.-Ingenieur für Getränketechnologie konnte bis zum Eintritt in die Altersteilzeit noch in Vollzeit arbeiten, in seiner Freizeit engagierte er sich im Sportverein und der Lokalpolitik. Als er seine Ämter niederlegt, spürt er, wie strapazierend alles doch für seinen Körper war. Seine Mobilität hat sich verschlechtert. Die erwachsenen Kinder bauen ihm eine ebenerdige Dusche im Haus ein. Seit Jahresbeginn 2020 verschlechtert sich seine Lage weiter. Er ist nicht mehr in der Lage, eigenständig in den Rollstuhl zu kommen. Dazu kommen Wundgeschwüre am Gesäß, die mehrere Krankenhausaufenthalte nach sich ziehen. Jetzt ist er endgültig ans Pflegebett gefesselt, bauchabwärts vollständig gelähmt. Urin und Exkremente werden über künstliche Ausgänge abgeleitet. Es entstehen immer wieder Infekte. Die Beine quälen ihn immer wieder mit Spastiken und starken Schmerzen. Er schreibt an die DGHS: »So möchte ich definitiv nicht mehr leben!« Er fühlt sich gedemütigt und empfindet seine Lage als entwürdigend. Dennoch gilt auch für ihn das halbe Jahr Wartezeit, die von der DGHS als Mindestmitgliedschaftsdauer vorgesehen ist. Dann geht es schnell. Endlich.

2021–029/Fall Gabriele I.

> **Alter:** 69
> **Beruf:** Großhandelskauffrau
> **Beweggrund:** multiple Erkrankungen

Mitte Juni 2021 stirbt Gabriele I. mit fachkundiger Unterstützung. Sie ist seit zehn Jahren verwitwet. Im August 2019 treten bei ihr erstmals Muskelzuckungen und Muskelkrämpfe am ganzen Körper auf. Nach einigen Untersuchungen wird eine Amyotrophe Lateralsklerose (ALS) diagnostiziert. ALS ist nicht heilbar. In der Familie gibt es ähnliche Erkrankungen, Gabriele L. ist mit einer Gen-Untersuchung einverstanden. Die 69-Jährige bespricht mit ihren beiden erwachsenen Kindern, dass sie »Vorsorge für ein selbstbestimmtes und menschenwürdige Ableben treffen will«. Ihre eingeschränkte Mobilität lässt noch kurze Spaziergänge mit unsicherem Gang und starkem Muskelzucken zu. Ihren Haushalt kann sie wegen Lähmung im Arm nicht mehr eigenständig versorgen. Ihre große Sorge ist, als Pflegefall zu enden. Zunächst nimmt sie Kontakt mit einer Schweizer Sterbehilfeorganisation auf. Diese verlangt eine Reise in die Schweiz, um dort zu sterben. Sie will aber lieber »in ihrem eigenen Bett für immer die Augen schließen«. Also bekräftigt sie im Frühjahr 2021 ihren bereits gestellten Antrag bei der DGHS und muss dann nicht mehr lange warten.

2021–030/Fall Susanne N.

> **Alter:** 54
> **Beruf:** Dipl. Sozialpädagogin
> **Beweggrund:** Krebs

Im Juni 2021 kann Susanne N. sterben. Sie wurde nur 54 Jahre alt, aber ein unheilbarer Hirntumor machte Lebenspläne zunichte. Nach Schule und Studium war sie als Dipl.-Sozialpädagogin in einer norddeutschen Großstadt tätig gewesen. Im Jahr 2015 war das ZNS-Lymphom erstmals festgestellt worden. Sprachausfall, Halbseitenlähmung der linken Körperhälfte. Es folgten Chemotherapien, Stammzellentransplantation, wieder Chemotherapie. Zuletzt wird ihr eine Behandlung mit CAR-T-Zellen angeboten, doch auch diese würde zu keiner Heilung führen. Eher sind neurologische Schäden zu befürchten. Susanne N. wiegt nur noch 39 Kilo. Sie rechnet mit baldiger Hilflosigkeit, eine Freitodbegleitung ist für sie mit Einverständnis des Ehemannes nun der einzig gangbare Weg. Im Oktober 2020 nimmt sie Kontakt zur DGHS auf. Es ist ihr ernst.

2021–031/Fall Helga W.

Alter: 81
Beruf: Selbstständige Geschäftsfrau
Beweggrund: Krebs

Mitte Juni 2021 darf sich Helga W. so selbstbestimmt verabschieden, wie sie sich es gewünscht hatte. Ihr Brustkrebs, für den sie Chemotherapien abgelehnt hatte, bildet zunehmend Hautmetastasen aus und sorgt für Schmerzen. Sie war vor zwei Jahren in die Nähe von Tochter und Schwiegersohn in eine kleinere Stadt in Norddeutschland gezogen, jetzt ist sie 81 Jahre alt. In dem Städtchen sind Hausarzt, Geschäfte und die Tochter, welche DGHS-Mitglied ist, fußläufig erreichbar. Ein selbstständiges Leben ist möglich. Tochter und Schwiegersohn sind immer für sie da, sagt sie. Noch kann sie ihr Leben genießen. Doch es wird zunehmend schwieriger. Sie spricht mit dem Hausarzt, informiert sich über Hospiz- und Palliativmöglichkeiten und entscheidet sich dann doch für die Suizidhilfe.

2021–032/Fall Waltraud Sch. & 2021–033/Fall Klaus Sch. (Doppelbegleitung)

Alter: 80
Beruf: Buchhalterin
Beweggrund: Hirnblutung
* * *
Alter: 84
Beruf: Steuerberater/Referatsleiter in einer Bundesbehörde
Beweggrund: Krebs

Mitte Juni 2021 findet im süddeutschen Raum eine Doppelbegleitung statt. Das Ehepaar Waltraud (80) und Klaus Sch. (84) ist seit fast 60 Jahren verheiratet und kinderlos. Im fortgeschrittenen Alter ist den beiden der Alltag zur Qual geworden. Waltraud Sch. hatte aufgrund von Bluthochdruck 2018 quasi aus heiterem Himmel eine Hirnblutung erlitten. Trotz mehrerer Krankenhaus- und Reha-Aufenthalte bleibt eine permanente Sturzgefahr. Tatsächlich erfolgen Stürze, im Mai 2018 ist einer so schwer, dass sie einen dreifachen Beckenbruch erleidet. In der Reha-Klinik nach erfolgter klinischer Versorgung wird dazu noch ein weiterer Ermüdungsbruch im Schambein erkannt. Was der ehemaligen Buchhalterin bleibt, sind Schmerzen.

Klaus Sch. war Steuerberater und Referatsleiter in einer Behörde. Er schildert, dass er seit zehn Jahren an diversen Unverträglichkeiten leidet, die seinen Darm komplett haben entgleisen lassen. Hält er nicht strengste Diät, entstehen Bauchkrämpfe, Durchfall und mitunter überfallartiger Stuhldrang. In jüngster Zeit kam eine Prostatakrebs-Diagnose dazu. Beide halten ihr Leben nicht mehr für lebenswert und den Umzug ins Pflegeheim können und wollen sie sich nicht vorstellen. Schlimme Erfahrungen im engen Familienkreis kommen hinzu. Seit Bekanntwerden des Urteils des Bundesverfassungsgerichts denken sie an den begleiteten Freitod. Über einen Pressebericht werden sie auf die DGHS aufmerksam und suchen zu Jahresbeginn 2021 umgehend den Kontakt. Die Freitodbegleitung soll in ihrer Wohnung stattfinden, ohne vorherige Benachrichtigung von Hausarzt und Familie.

2021–034/Fall Helmut St.

Alter: 94
Beruf: Hochschullehrer
Beweggrund: fast völliger Verlust der Sehkraft

Im Juni verabschiedet sich Prof. Dr. Helmut St. (94). Er hat zwei erwachsene Kinder und ist seit 1999 Witwer. Dieser Verlust seiner geliebten Ehefrau bewirkt bei ihm den Wunsch, bei entsprechender Konstellation sein Leben selbstständig zu beenden. Im Jahr 2000 trat er der DGHS bei. Anfang des Jahres 2021 scheint ihm dieser Moment gekommen. Aus dem Zweiten Weltkrieg war er als junger Soldat mit einer bleibenden Gehbehinderung zurückgekommen. Noch bis vor zwei Jahren hatte er sich mit Gehstützen fortbewegen können. Die entsprechende Belastung der Schultern erzeugte Arthrose. 2002 kostet ihn ein Bluterguss das rechte Auge, dazu kam eine Makuladegeneration. In fremder Umgebung kann sich St. nicht orientieren. Er bespricht seinen Wunsch nach Freitod mit den beiden Kindern, die den Wunsch nicht gutheißen, aber akzeptieren.

2021–035/Fall Irmgard B.

Alter: 88
Beruf: Schneiderin/Bankangestellte
Beweggrund: Lebenssattheit

Im Juni 2021 darf Irmgard B. (88) in Niederbayern selbstbestimmt sterben. Ihr Hausarzt hatte eine Unterstützung beim Freitod abgelehnt und ihr stattdessen eine palliative Behandlung ihrer starken Schmerzen angedient. Das hätte für Irmgard B. bedeutet, nur noch reglos und passiv zu liegen. Wer weiß, wie lange noch? Seit 2009 ist sie Witwe, es gibt eine erwachsene Tochter, die ihr nahesteht. Der Kontakt zum Sohn ist abgerissen. Die ehemalige Schneiderin und Bankangestellte hat jahrzehntelang ihr eigenes Geld verdient und war in allen Lebenslagen selbstbestimmt. Doch ihre Krankengeschichte ist umfangreich. Wirklich schwierig wurde es für sie, als sie ohne äußere Einwirkungen einen Wirbelbruch erlitt. Die Schmerzen – unendlich schlimm, wie sie sagt. Zurück aus der Reha erfolgen weitere Stürze, sie schätzt sieben, und einige kleinere Schlaganfälle. Die Besserung läuft schleppend. Ihre

Muskeln verlieren völlig an Kraft, trotz Physiotherapie und viel Anstrengung. Sie nimmt stark ab. Erneut steigern sich die Schmerzen, zudem werden im Krankenhaus Lähmungen festgestellt. Mithilfe ihrer Tochter sucht sie nach geeigneter Hilfe und findet die DGHS. Der Tochter wäre es lieber, wenn die Mutter diesen Antrag nicht stellen würde. Doch da der Zustand der Mutter sich nicht mehr bessern wird und sie »genug ausgehalten« habe, übernimmt sie den Schriftwechsel.

2021–036/Fall Christine G.

Alter: 63
Beruf: Referatsleiterin bei einer Bundesbehörde
Beweggrund: Krebs

Ende Juni 2021 kann Christine G. ihrem Leiden ein Ende setzen. Die 63-Jährige, die nahe Berlin zuhause ist, leidet an einem Hirntumor, der zu einer halbseitigen Lähmung geführt hat. Ihren linken Arm kann sie nicht mehr bewegen. Chemotherapie und Bestrahlung schränkten ihre körperliche Leistungsfähigkeit nachhaltig ein. Nach einer erneuten Gehirn-OP ist nun auch das linke Bein gelähmt. Dazu kommen Karzinome in Lunge und Niere. Ihre Heilungschancen schätzt die Akademikerin als eher gering ein. Sie findet, dass sie auf ein abwechslungsreiches, selbst gestaltetes Leben zurückblicken kann. Ihre beiden Kinder sind bereits Mitte 30 und stehen mitten im Leben. Mit ihnen bespricht sie ihre Überlegungen, den begleiteten Freitod anzustreben, mehrfach und kann schließlich auf deren Verständnis für die Entscheidung setzen.

2021–037/Fall Ingeborg F. & 2021–038/Fall Hans Günther F. (Doppelbegleitung)

Alter: 81
Beruf: Bankkauffrau
Beweggrund: multiple Erkrankungen
* * *
Alter: 85
Beruf: Dipl.-Ingenieurökonom
Beweggrund: multiple Erkrankungen

Ende Juni 2021 leitet das Ehepaar F. den gemeinsamen Freitod ein. Hans Günter (85) und Ingeborg F. (81) leben in einer Großstadt, seit zwei Jahren im Betreuten Wohnen. Seit 60 Jahren sind sie glücklich miteinander verheiratet. Doch jetzt nehmen die gesundheitlichen Einschränkungen für den früheren Ingenieurökonom und die berentete Bankkauffrau immer mehr zu. Er lebt seit 20 Jahren mit Polyneuropathie, inzwischen ist er auf den Rollstuhl angewiesen. 2011 hatte er einen Oberschenkelhalsbruch und einen Schlaganfall. 2018 folgte ein zweiter Oberschenkelhalsbruch. Sein zunehmender Verfall macht auch der Ehefrau zu schaffen: Sie selbst kann nach einer Bandscheiben-Operation ihre täglichen Aufgaben nur noch mit ständigen Schmerzen bewältigen und ist lebenssatt. Sie verfolgen zunächst mit großem Interesse die Gerichtsverfahren in Bezug auf Natrium-Pentobarbital. Als es dafür keine Hoffnung gibt, erwägen sie die Freitodbegleitung durch einen von der DGHS vermittelten Arzt.

2021–039/Fall Eckhard Sch.

> **Alter:** 68
> **Beruf:** Berufsschullehrer
> **Beweggrund:** Parkinson/multiple Erkrankungen/Lebenssattheit

Ende Juni ist für Eckhard Sch. der Leidensweg zu Ende. Der ehemalige Berufsschullehrer hatte mit Frau und Tochter ein schönes erfülltes Leben. Und dies trotz der Diagnose Parkinson, die er seit 2003 kennt. Der Norddeutsche blickt zurück auf viele gemeinsame Aktivitäten und Reisen. Bis zum Jahr 2016. Wegen permanenter Rückenschmerzen erfolgt eine größere Wirbelsäulen-OP, die leider nicht erfolgreich verläuft. Die Schmerzen werden nur noch stärker. In einer weiteren Operation wird ihm ein Hirnstimulator eingesetzt. Doch die Sprachprobleme werden größer, die Nadeln des Geräts haben sein Sprachzentrum angegriffen. Fremde haben den Eindruck, er sei alkoholisiert, weil seine Sprache nur noch verwaschen ist. Zu allem Elend verschlechtern sich seine Augen deutlich und seine Frau stirbt 2018 unerwartet. Bereits vor Jahren hatte er gegenüber seinem Hausarzt deutlich gemacht, dass er bei völliger Hilflosigkeit nicht weiterleben wolle. Das Pflege-Team ist nicht immer bereit und zudem fähig, ihm seine speziellen Kontaktlinsen einzusetzen. Er kann nur noch im Sitzen schlafen. Es reicht ihm. Der Gedanke an ein Dasein im Pflegeheim ist ihm unerträglich. Mit seiner Schwester und dem Hausarzt bespricht er seinen Sterbewunsch erneut. Der Hausarzt bestätigt ihm das Vorliegen der Entscheidungsfähigkeit und versucht nicht mehr, Sch. umzustimmen.

2021–040/Fall Myrte Sch.

> **Alter:** 84
> **Beruf:** Dipl. Kauffrau/Berufsschullehrerin
> **Beweggrund:** Lebenssattheit

Anfang Juli leitet Myrte Sch. ihr Sterben selbstbestimmt ein. Sie ist 84 Jahre alt und in Nordrhein-Westfalen zuhause. Die ehemalige Dipl. Kauffrau/Berufsschullehrerin hat keine ernsthaften Erkrankungen, aber sie ist ihres Daseins überdrüssig. Nach eigenen Angaben lebt sie allein in einer viel zu großen Wohnung. Ihr Mann sei dement und in einem guten Heim untergebracht. Er erkenne sie nicht mehr und werde sie daher auch nicht vermissen, wenn sie nicht mehr ist. Die Kinder hätten noch versucht, ihr den Freitod auszureden. Vergebens. Frau Sch. ist sich sicher und bittet daher um entsprechende Hilfestellung. Vor vielen Jahren war sie deshalb in die DGHS eingetreten.

2021–041/Fall Lothar B.

> **Alter:** 81
> **Beruf:** Bauingenieur
> **Beweggrund:** Lebenssattheit

Ebenfalls Anfang Juli darf Lothar B. (81) mit Unterstützung durch einen von der DGHS vermittelten Arzt sein Leben beenden. B. ist Arbeiterkind und hat sich bis zu einem Hochschulabschluss an der Technischen Hochschule hochgearbeitet, sein Berufsleben verbringt er als Bauingenieur. Die Herkunftsfamilie war für ihn schwierig, er war ein ängstliches Kind, es gibt noch zwei Geschwister. Später bleibt er unverheiratet, Kinder möchte er nicht in die Welt setzen. Seit dem Tod der Lebensgefährtin 2013 ist er zunehmend vereinsamt und neigt zu negativen Gedanken. Er leidet nach einem Kleinhirninfarkt an Schwindel und Polyneuropathie. Die Ärzt*innen raten dem schlanken hochgewachsenen Mann, seinen Alkoholkonsum einzuschränken. Seit fünf Jahren geht es mit ihm bergab, er verliert an Gewicht und geht unsicher. Die Ärzt*innen empfehlen 2019 häusliche Unterstützung. Seitdem hat er keinen Kontakt mehr zu Ärzt*innen. Da er sich bald nicht mehr in seiner eigenen Wohnung versorgen können wird, strebt er ein selbstbestimmtes Sterben an. Die Erstbegutachtung erfolgt durch einen von der DGHS vermittelten Psychiater. Dieser bestätigt die Einwilligungsfähigkeit von B.

2021–042/Fall Klaus W.

> **Alter:** 84
> **Beruf:** Arbeiter
> **Beweggrund:** Parkinson

Für Klaus W. endet im Juli sein Leidensweg. Der ehemalige gelernte Maurer war zuletzt in einer Gärtnerei tätig. Er ist jetzt 84 Jahre alt und lebt in einem Seniorenheim. Er war nie verheiratet und hat keine Kinder, nur einen Bruder, der in Asien lebt. Dieser soll aber ausdrücklich nicht im Vorfeld von seinem Sterbewunsch informiert werden. Eine gute Bekannte regelt seine Finanzen. W. empfindet sein Dasein als nicht mehr lebenswert. Er hat nur noch zwei Zähne und muss püriertes Essen bekommen. Vor allem leidet er an Parkinson. Seit Ende der achtziger Jahre ist er bereits Mitglied in der DGHS. Das Urteil des Bundesverfassungsgerichts hat er mit Erleichterung zur Kenntnis genommen, nun will er endlich gehen. Er schreibt in seinem Antrag: »Mein Leben war schön, auch weil ich es mir schön gemacht habe. Und ich gehe heiter und gelassen in den Tod. Herzlichen Dank an Sie und die ganze DGHS.«

2021–043/Fall Ursula D.

> **Alter:** 83
> **Beruf:** Fremdsprachenkorrespondentin
> **Beweggrund:** starke Schmerzsymptomatik

Ursula D. ist 83 Jahre alt, als sie im Juli 2021 eine ärztliche Freitodbegleitung in Anspruch nimmt. Sie hat viele Jahre im Ausland gelebt, ist Menschen begegnet, war wissbegierig und kontaktfreudig. Eine eigene Familie hat sie nie gegründet. Zu ihrem Bruder und dessen Familie besteht ein sehr herzlicher Kontakt. Oft hat sie die neue Sprache erlernt. Doch mittlerweile hat ihr ein schweres Hüftleiden das Leben zur Qual gemacht, eine Besserung der Sehne ist medizinisch nicht herzustellen. Jeder Schritt bereitet ihr große Schmerzen. »Mein Lebensabend ist trostlos und nicht auszuhalten«, schreibt sie in ihrem Antrag auf Vermittlung einer Freitodbegleitung. Bereits im Vorjahr hatte sie Kontakt zur DGHS aufgenommen, nach sechs Monaten Mitgliedschaft bekräftigt sie dem Verein gegenüber ihren Sterbewunsch. Anfang Juli steht ihr Termin fest, sie bedankt sich mit einer Postkarte für die schnelle Erfüllung ihres so dringenden Wunsches und sieht ihrem Ende »im Kreis lieber Menschen« gefasst entgegen.

2021–044/Fall Walter G.

> **Alter:** 72
> **Beruf:** Selbstständiger Kaufmann
> **Beweggrund:** Parkinson

Ende Juli wird Walter G. auf seinen Wunsch hin geholfen. Der 72-Jährige leidet an Parkinson, dazu kommen ein Liposarkom und weitere Malaisen. Mit 58 Jahren erhielt er die Diagnose Parkinson, nachdem er bereits einige Jahre lang entsprechende Symptome an sich bemerkt hatte. Er erhält Medikamente und kann ein »befriedigendes aktives Leben« führen, obwohl weitere gravierende Erkrankungen hinzukommen (zwei bösartige Tumore, Verlust einer Niere, drei Stents und diverse orthopädische Operationen). Anfang 2020 erleidet der Fußballfan einen dramatischen Parkinson-Schub, der ihn seine Beweglichkeit und die Selbstbestimmung kostet. Er weiß, dass es keine Hoffnung auf Heilung gibt, sondern nur die Aussicht auf permanente Verschlechterung. Um den Antrag an die DGHS zu schreiben, bittet er seine Frau, diesen zu tippen. Seine Patientenverfügung und eine Einschätzung seiner Hausärztin legen die beiden bei.

2021–045/Fall Gisela V.

> **Alter:** 77
> **Beruf:** Apothekerin
> **Beweggrund:** Muskeldystrophie/Gliedergürteldystrophie

Gisela V. ist 77 Jahre alt, als sie ihr Leben und Leiden beenden will. Bereits als Kind war bei ihr eine Muskeldystrophie festgestellt worden, sie hatte Mühe im Sportunterricht. Sie soll nachts Gipsschienen tragen und Gymnastik treiben. Eine sitzende berufliche Tätigkeit wird ihr in Aussicht gestellt. Sie arbeitet dann mit zunehmender Anstrengung als Apothekerin. Ihr Leiden verschlechtert sich, bereits 1982 kann sie ihren Beruf nicht mehr ausüben. Inzwischen ist sie für alle körperlichen Funktionen mehrmals täglich auf fremde Hilfe angewiesen. Ihr Hausarzt betreut sie seit Jahren und bestätigt, mit ihr mehrfach über ihren Wunsch nach Sterbehilfe gesprochen zu haben. Dass dieses Anliegen nun verwirklicht werden soll, hält auch er für vertretbar und verständlich. Ende Juli ist es für sie in ihrem Wohnort in Norddeutschland soweit.

2021–046/Fall Lilotte W.

Alter: 87
Beruf: Dramatikerin
Beweggrund: multiple Erkrankungen

Im Juli entscheidet sich Lilotte W., im Alter von 87 Jahren zu gehen. In ihrem schriftlichen Antrag vom Januar hatte sie auf ihre starken Bein- und Handschmerzen hingewiesen. Wiederholt strahlen Schmerzen im unteren Rücken bis ins Bein durch, ein sog. CREST-Syndrom. Morgens sind die Hände verkrümmt, sie hat Schluckbeschwerden. Bereits seit Jahren lebt sie im Betreuten Wohnen, ihr Mann war zunächst im gemeinsamen Haus geblieben. Ärztlich verordnete Schmerzmedikamente nimmt sie seit acht Monaten in hoher Dosis. Frau W. meldet sich wiederholt bei einzelnen Mitarbeitern der DGHS, fleht förmlich um einen baldigen Termin für eine Freitodbegleitung. Ihr Mann kann sie verstehen, Sohn und Schwiegertochter sind mittlerweile auch bereit, ihren Wunsch zu respektieren. Ein Arztbericht, den sie ihrem Antrag beilegt, bestätigt die Wohlerwogenheit ihrer Überlegung. In ihrer Wohnung hat sie zwar das Hausrecht, dennoch empört sich die Stifts-Leitung im Nachhinein über die Freitodbegleitung und schickt der DGHS ein anwaltliches Schreiben, spricht für die Zukunft ein Hausverbot aus.

2021–047/Fall Dr. Walter M.

Alter: 94
Beruf: Justiziar
Beweggrund: schwere Multimorbidität

Ende Juli 2021 in einer Großstadt im Westen Deutschlands: Dr. Walter M. (94) kann nach langer Krankengeschichte seinem Leben selbstbestimmt ein Ende setzen. Zuletzt hatte er Pflegestufe 4. Er war nach einem Hochschulabschluss als Justiziar in einem Konzern tätig. Mittlerweile leidet er an Herzschwäche, grünem Star und starken Schmerzen in den Beinen aufgrund von Durchblutungsstörungen und

Skoliose. Im März 2021 stürzt er während eines Klinikaufenthalts und muss an der Schulter operiert werden. Dr. M. will und kann nicht mehr.

2021–048/Fall Ulf K.

> **Alter:** 66
> **Beruf:** Orthopädietechniker
> **Beweggrund:** chronische Schmerzstörung

Eine chronische Schmerzstörung hat Ulf K. das Leben zur Hölle gemacht. Er ist erleichtert, als er im Alter von 66 Jahren selbstbestimmt sterben darf. Nach einem sogenannten Territorialinfarkt – einem schweren Schlaganfall – vor fünf Jahren erlitt er eine spastische Hemiparese und ist halbseitig gelähmt und kann Gefühle nur schwer kontrollieren. Der gelernte Orthopädietechniker hatte zum Kindererzieher umgeschult. In einer Nachtschicht erlitt er den Schlaganfall. In der Reha-Maßnahme wird mit tiefer Hirnstimulation versucht, seinen Zustand zu verbessern. Schon damals möchte er sein Leben beenden, was er seiner Frau zuliebe aber unterlässt. Mittlerweile wird es für ihn drängender, mit Hilfe seiner Frau findet er die Telefonnummer von Schluss.PUNKT, lässt sich intensiv beraten und entschließt sich, einen Antrag zu stellen. Eine weitere Reha-Maßnahme wird noch versucht, diese bringt aber keine Besserung. Seine Frau schreibt an die DGHS, dass ihr Mann entschlossen sei, nach seinem 66. Geburtstag diese Welt zu verlassen.

2021–049/Fall Werner K.

> **Alter:** 63
> **Beruf:** Hauptschullehrer
> **Beweggrund:** Multimorbidität/Lähmung

Im Alter von 63 Jahren beendet Werner K. Ende Juli sein Leben, vier Tage, bevor er in Pension gehen sollte. Seit mehr als zweieinhalb Jahren ist der Hauptschullehrer an einer Neuromyelitis optica erkrankt und vom vierten Halswirbel an gelähmt – es liegt eine Entzündung von Nervenzellen des Rückenmarks vor. Die kleinste Bewegung erzeugt stärkste Schmerzen. Dazu kommen Herzinsuffizienz und eine Nierenzyste. Wassereinlagerungen nehmen zu. Mit seiner Familie, er ist seit 32 Jahren glücklich verheiratet, lebt er in einem kleinen Ort in Süddeutschland. Er sitzt im Rollstuhl und weiß, dass eine Besserung seines Gesundheitszustandes nicht mehr zu erwarten ist. Bereits vor zwei Jahren hat er ernsthaft an eine Freitodbegleitung gedacht. Beim Erstgespräch wird ihm die Frage unterbreitet, ob eine palliative Sedierung für ihn eine Alternative sein könne. Dies verneint er. Seine Frau und sein erwachsener Sohn werden bei der Freitodbegleitung anwesend sein und ihm beistehen. Die Aussicht auf diesen endgültigen Abschied ist für ihn sehr emotional.

2021–050/Fall Gerd O.

> **Alter:** 91
> **Beruf:** Werkzeugmacher
> **Beweggrund:** Lebenssattheit

Ende Juli endet in Norddeutschland der Lebensweg von Gerd O., er ist 91 Jahre alt. Um ihn war es in den letzten Jahren sehr einsam geworden. Sein wichtigster Mensch, Ehefrau Gerda verstarb vor fünf Jahren, auch die gleichaltrigen Freunde leben nicht mehr. Sein Körper ist »am Ende seiner Funktionsfähigkeit«, wie er es beschreibt. Er war Werkzeugmacher im Metallbau, hatte die Polytechnische Oberschule besucht. Jetzt zwingt ihn seine Gebrechlichkeit dazu, gänzlich auf fremde Hilfe angewiesen zu sein. Er schreibt an die DGHS: »Bitte lassen Sie mir den Rest meiner persönlichen Würde bewahren, indem Sie mich – hiermit beantragt – in den absolut bewusst gewählten Freitod begleiten.«

2021–051/Fall Prof. Dr. Karlheinz T.

> **Alter:** 67
> **Beruf:** Hochschullehrer
> **Beweggrund:** Multisystematrophie

Prof. Dr. Karlheinz T. kann kaum noch sprechen, aber seine Entscheidung steht fest: Er kann und will nicht mehr. Die Krankheit hat ihm bereits sein Sprechvermögen genommen. Es ist eine Multisystem-Atrophie, die ihm das Dasein verleidet. Er benötigt Hilfe beim Ankleiden, bei Toilettengängen. Ihm fällt täglich mehrfach etwas aus der Hand, er sabbere. Der Akademiker argumentiert: »Es ist zwar erstaunlich, an welche Einschränkungen ich mich duldsam und kreativ angepasst habe und wie ich mich an ein Leben mit Behinderungen gewöhnt habe. Aber nun ist der Punkt erreicht, dass ich für mich ein Leben im Rollstuhl und ohne Sprechen, gepaart mit parallel auftretenden vielfältigen weiteren basalen Funktionsbeeinträchtigungen, als nicht mehr lebenswert empfinde.« Im Alter von 67 Jahren war es nur noch seine Frau, derentwegen er durchhielt. T. möchte in seiner Wohnung in der Großstadt versterben »in aller Eindeutigkeit, Klarheit und Unerschütterlichkeit«.

2021–052/Fall Marie-Luise N.

> **Alter:** 79
> **Beruf:** Buchhalterin
> **Beweggrund:** Lebenssattheit

Marie-Luise N. darf Anfang August im Alter von 79 Jahren selbstbestimmt sterben. Auch ihr steht ein Arzt zur Seite, der sich von der Wohlerwogenheit ihres Wunsches überzeugt hat und dann die Infusion vorbereitet, die sie in einer Stadt in Südwestdeutschland selbst aufdreht. N. war drei Mal verheiratet, Kinder hat sie keine.

Seitdem ihr letzter Lebensgefährte verstarb, ist ihr Lebensmut geschwunden. Es häufen sich die Krankheiten, eine Hüfte wurde ersetzt, sie hat Grauen Star an beiden Augen. Akut ist ein Zahn-Problem aufgetaucht, das bereits den Kiefer angegriffen hat. Ein größerer Eingriff wäre nötig. Doch Frau N. will sich diesen Strapazen nicht mehr aussetzen. Sie hat genug. Die ehemalige Buchhalterin recherchiert nach Möglichkeiten, um ihr Leben zu beenden und entscheidet sich für eine Mitgliedschaft in der DGHS. Schnell stellt sie einen Antrag auf Vermittlung zur Freitodbegleitung.

2021–053/Fall Helga S.-D.

Alter: 72
Beruf: Versicherungskauffrau
Beweggrund: Lebenssattheit

Anfang August erfüllt sich der große Wunsch für Helga S.-D. – endlich darf sie sterben. Bereits 1989 war sie in die DGHS eingetreten. Als ihr Mann stirbt, ist sie entschlossen, in absehbarer Zeit ebenfalls zu gehen. Doch sie ringt sich noch Aufschub ab. Grund sind ihre beiden Katzen, deren natürliches Ableben sie noch abwarten will. Mittlerweile beschäftigt sie der Gedanke an ein selbstbestimmtes Sterben immer mehr. Seit Jahren hat sie sich mit der Überlegung getragen. Wiederholt hält sie Kontakt mit den Mitarbeitenden in der DGHS-Geschäftsstelle. Für sie hat das Leben keinen Sinn mehr, sie würde bald 73 und ist von zahlreichen Beschwerden wie starke Arthrose in den Schultern geplagt. In ihrem Fall wird von der DGHS zusätzlich eine fachärztliche Begutachtung eingeholt, die die Einsichts- und Urteilsfähigkeit bestätigt.

2021–054/Fall Hans H.

Alter: 70
Beruf: Ingenieur
Beweggrund: Starke Schmerzsymptomatik

Hans Georg H. verstirbt im August 2021. Er ist 70 Jahre alt und hat diesen Tag ungeduldig erwartet. Eine Hirnblutung im Jahr 2017 hatte dramatische Folgen. Seit diesem Tag hat er Schwindel, Gleichgewichtsstörungen, Kopfschmerzen und starke Dysästhesien auf der rechten Körperhälfte. Diese verstärken sich, sobald er nur das kleinste Geräusch hört. Sofort hat er Schmerzen. Mit der rechten Hand kann er nichts mehr anfassen, ohne sofort Schmerzen zu haben. Er versucht, in seinem Haushalt Geräusche zu verbannen. Mehrfach am Tag kommt seine Schwester zu ihm, um ihn zu versorgen. Den Pflegedienst erträgt er nicht mehr und bestellt ihn ab. Medikamente schlagen seiner Aussage nach nicht gut an. Ein Umzug in eine stationäre Einrichtung kann er sich bei seinem Krankheitsbild nicht vorstellen. Sein Tag in einem kleinen Ort im Hessischen besteht aus erzwungenem Dösen, um sein

Leiden zu minimieren. Er kann und will nicht mehr. Seine Schwester akzeptiert die Entscheidung zum Freitod und sieht mittlerweile auch keine Alternative dazu.

2021–055/Fall Franz B.

> **Alter:** 62
> **Beruf:** Schlosser
> **Beweggrund:** ALS

Franz B. ist 62 Jahre alt, als er seinem Leben ein Ende setzen darf. Sein Hauptmotiv ist die unheilbare Nervenerkrankung ALS, die ihn nach eigenen Angaben »viel zu schnell aus dem Leben gerissen hat« und ihn innerhalb von kurzer Zeit zu einem Pflegefall wird werden lassen. Er weiß, dass ihm eine stetige Verschlechterung bis hin zur völligen Bewegungslosigkeit bevorstehen würde. Nach einem Volksschulabschluss war er als Schlosser und Vorarbeiter tätig. Er ist verheiratet und hat einen Sohn. Sein Wohnsitz ist in Frankreich – daher soll für die Freitodbegleitung eine Wohnung im Saarland genutzt werden.

Herr B. ist verheiratet und hat einen 25 Jahre alten Sohn, der bei ihm und seiner Frau lebt. Die Familie lebt in einem zweistöckigen Haus. Herr B. verbringt Tag und Nacht vorwiegend in einem Pflegebett, das in der Wohnküche untergebracht ist. Bad und Schlafzimmer im oberen Stockwerk kann er nicht mehr erreichen. Ehefrau und Sohn übernehmen weitgehend die Pflege. Ein Freund springt ein, wenn diese beiden verhindert sind. Den fachgerechten Wechsel des Dauerkatheters nimmt ein örtlicher Pflegedienst vor. Ehefrau und Sohn haben sich mit dem Gedanken an B.s Sterbewunsch vertraut gemacht, hoffen aber auf einen Aufschub, den er zunächst verspricht.

2021–056/Fall Ursula W.

> **Alter:** 72
> **Beruf:** Finanzwirtin im gehobenen öffentl. Dienst
> **Beweggrund:** multiple Erkrankungen

Es sind multiple Erkrankungen, die bei Ursula W. die Entscheidung haben reifen lassen, dass sie sterben will. Verschiedenste Operationen hat sie in den Jahren über sich ergehen lassen. Kürzlich hatte sie einen Armbruch, der genagelt werden musste. Die Herausnahme von Nägeln und Metallplatten zieht viele Nachblutungen nach sich. Bis heute kann sie den Arm nicht gut bewegen, noch verschlimmert durch fünf Bandscheibenvorfälle. Weitere Probleme sind Grüner Star und Tinnitus. Sie will nicht mehr. Jede ärztliche und weitere pflegerische Behandlung lehnt sie kategorisch ab. Die schlechte Versorgung ihrer Mutter seinerzeit hat sie traumatisiert, Frau W. möchte stattdessen selbstbestimmt abtreten. Ihr Mann, mit dem sie in zweiter Ehe verheiratet ist, akzeptiert die Entscheidung und wird später in die Nähe seiner erwachsenen Kinder aus erster Ehe ziehen. Nach einem Volksschulabschluss und Ausbildung war sie zunächst als Kaufmännische Angestellte tätig. Per Abendschule holte sie ihr Abitur nach und studierte. Mit dem Hochschulabschluss war Frau W. als Dipl. Finanzwirtin im gehobenen Öffentlichen Dienst in einer Stadt am Rhein tätig. Eigene Kinder hat sie nicht.

2021–057/Fall Ute P.

> **Alter:** 75
> **Beruf:** Sekretärin/Sachbearbeiterin
> **Beweggrund:** Lebenssattheit

Mitte August 2021 leitet Ute P. ihren Abschied ein. Sie ist 75 Jahre alt. Die frühere Sekretärin und Sachbearbeiterin aus Nordrhein-Westfalen empfindet sich seit dem Krebstod ihres Mannes, mit dem sie 52 Jahre lang glücklich verheiratet war, nur noch als einen Schatten ihrer selbst. Bereits bei dessen Diagnose ging ihr der Lebensmut verloren. Seit er nicht mehr ist, isoliert sie sich und hält nur noch zu den beiden erwachsenen Kindern Kontakt. Sie sagt selbst, dass sie mit dem Alleinsein ohne ihn nicht fertig wird. Nun kommt noch eine Alzheimer-Diagnose hinzu. Sie weiß, was damit auf sie zukommt. Zudem hat sie durch die Pflege von Mann und Schwiegermutter einen Einblick in palliative Strukturen bekommen. Für sie ist dieser Weg keine Option mehr. Sie ist entschlossen, ihr Leben selbstbestimmt zu beenden. Ein Suizidversuch auf eigene Faust im vorigen Herbst schlug fehl, sie erbrach den geschluckten Medikamentencocktail.

2021–058/Fall Dr. Gerald K.

> **Alter:** 76
> **Beruf:** Chemiker
> **Beweggrund:** Krebs

Der frühere Chemiker Dr. Gerald K. hat bis Ende August durchgehalten. Der 76-Jährige war in einer norddeutschen Großstadt zuhause. Er denkt, dass er bis jetzt Glück im Leben gehabt hat. Seine beiden erwachsenen Töchter führen ein selbstständiges Leben. Nach dem Tod seiner Ehefrau hat er auf einer Golfreise eine Frau kennengelernt, mit der er seinen Alltag, aber nicht die Wohnung teilt. Bis zum Rentenalter konnte er in seinem Beruf arbeiten. Im Mai wird bei ihm ein fortgeschrittener Gallenblasenkrebs festgestellt, der bereits gestreut hat. Bei mehreren Krankenhausaufenthalten wird die Diagnose bestätigt. Er lehnt die angebotene Chemotherapie ab, da sie nur aufhalten, aber nicht heilen könnte. Eine palliative ambulante Betreuung findet statt. Zurzeit sind seine Schmerzen allgegenwärtig. Die Medikamente zeigen starke Nebenwirkungen. Er will nicht mehr weiterleben. Bereits vor fünf Jahren war er in die DGHS eingetreten, nun beantragt er die Vermittlung einer Freitodbegleitung.

2021–059/Fall Prof. Dr. Georg R.

> **Alter:** 92
> **Beruf:** Hochschullehrer
> **Beweggrund:** Lebenssattheit

Mit 92 Jahren will der ehemalige Hochschullehrer nicht mehr. Prof. Dr. Georg R. tritt in die DGHS ein und muss sich ein halbes Jahr gedulden, bevor er eine Freitodbegleitung in Anspruch nehmen kann. Ende August, ein paar Wochen nach seinem 92. Geburtstag, kann er sein irdisches »Gefängnis«, wie er es selbst nennt, verlassen. Sein Hausarzt hatte ihn mit einem eigenen Schreiben an die DGHS in seinem Vorhaben wunschgemäß unterstützt und die medizinische Situation der starken Bewegungseinschränkung, die Prof. R. an den Rollator gezwungen hatte, geschildert. R. kann seine Wohnung nur noch mit erheblicher Hilfe anderer Personen verlassen. Sein Leben spiele sich zwischen Bett und Rollstuhl ab, schreibt er. Ihn plagen zudem wegen einer Herzinsuffizienz Atemnot und Inkontinenz. Seine Frau ist voriges Jahr gestorben, mit den osteuropäischen Pflegekräften kann er sich nicht unterhalten. Der Sohn lebt in Lateinamerika, es gibt noch eine Schwester. Bei der Freitodbegleitung sollen ein befreundetes Ehepaar und der Hausarzt zugegen sein, wenn der durch die DGHS vermittelte Arzt die Kanüle legt.

2021–060/Fall Horst S.

> **Alter:** 87
> **Beruf:** Richter
> **Beweggrund:** Krebs

Anfang September verstirbt Horst S. (87). Der studierte Jurist war in seinem Berufsleben Vorsitzender Richter an einem Landgericht. Seine Frau war ebenfalls Richterin, es gibt einen Sohn, eine Tochter und eine Stieftochter. Seiner Meinung nach hat er bisher im Leben Glück gehabt. Doch 2005 wird der Prostatakrebs festgestellt, es folgen Polyneuropathie, Gleichgewichtsstörungen. Im Januar ein neuer Tumor und dann die Metastasen. Mittlerweile ist sein Dasein bestimmt von Schmerzen. Die Fachklinik kann eine Operation nicht mehr verantworten, er würde sie kaum überleben. Es wird eine Strahlentherapie zur Linderung empfohlen. Horst S. wendet sich an die DGHS, er ist völlig klar und wünscht sich eine baldige Freitodbegleitung. Mitte September kann sie bei ihm zuhause mit Zeugen und natürlich im Beisein seiner Frau stattfinden.

2021–061/Fall Ilse H.

> **Alter:** 91
> **Beruf:** Sozialarbeiterin
> **Beweggrund:** Lebenssattheit

Ilse H. ist es seit vielen Jahren klar, dass sie ihr Leben weder in einem Pflegeheim noch in einer wie auch immer gearteten Abhängigkeit verbringen möchte. Die zurückliegenden 30 Jahre hat sie selbstständig gelebt. Bereits 2013 ist sie in die DGHS eingetreten. Sie lebt in einem eigenen kleinen Haus, die Nachbarn erledigen Einkäufe für sie. Wege erledigt sie notgedrungen mit dem Taxi, da ihr die Nutzung der Bahn wegen eines Hüftleidens nicht möglich ist. Es gibt außer drei Cousins noch eine Cousine, die im europäischen Ausland lebt. Ilse H. findet, dass sie über ihre Entscheidung niemandem Rechenschaft ablegen muss. Ihr Barvermögen will sie einer Naturschutzorganisation vererben. Als sie im Dezember ihren Antrag zur Vermittlung einer Freitodbegleitung schreibt, weiß sie noch nicht, wann der Zeitpunkt gekommen sein wird, um die Hilfestellung in Anspruch zu nehmen. Beim Erstgespräch wird verabredet, dass sie zu gegebener Zeit ihren Antrag »aktiviert«. Es wird noch ein halbes Jahr dauern, bis sie sich erneut meldet. Anfang September findet die Freitodbegleitung in ihrem Haus statt, auf ihren Wunsch hin in Anwesenheit eines ihr vertrauten Pfarrers.

2021–062/Fall Joachim B.

Alter: 86
Beruf: Schauspieler und Sprecher
Beweggrund: Krebs

Joachim B. ist mittlerweile sehr geschwächt. Seine Ex-Frau und die Tochter machen sich bei der DGHS dafür stark, dass es mit der Freitodbegleitung nicht mehr lange dauert. Der Schauspieler und Sprecher war im Herbst 2019 auf Reisen, als er an sich selbst einen Zustand der Schwäche und Blut im Urin bemerkte. Im Krankenhaus erhält er schließlich die Diagnose Blasenkrebs. Eine Weile geht es noch so halbwegs, doch die Metastasen plagen ihn. Schließlich will er aber die Reißleine ziehen. Er ist seit Ende der achtziger Jahre Mitglieder der DGHS und weiß, dass eine Vermittlung zur Freitodbegleitung mittlerweile für ihn möglich ist. Er nimmt Kontakt zur Geschäftsstelle auf und schreibt seinen Antrag nieder. Für ihn ist es schon sehr dringlich, Erst- und Zweitgespräch erfolgen innerhalb weniger Wochen. Er kann Anfang September in seiner Wohnung gehen.

2021–063/Fall Tatjana F.

Alter: 76
Beruf: Krankenschwester
Beweggrund: Krebs

Mitte September kann Tatjana F. in einer süddeutschen Großstadt ihrem Leidensweg selbstbestimmt ein Ende setzen. Bereits 1999 war bei ihr ein bösartiger Dickdarmtumor festgestellt worden, der entfernt werden konnte. Es folgte eine Chemotherapie, die Probleme mit dem Darm bleiben: Immer wieder kommt es zu Entzündungen des Darms, Krankenhausaufenthalte und Untersuchungen strapazieren sie. Mittlerweile wechseln sich Übelkeit mit Verdauungsproblemen ab, sie wiegt nur noch 44 Kilogramm. Nachts muss sie Windeln tragen, da sie zu schwach zum Aufstehen ist. Sie weiß als examinierte Krankenschwester, dass rein medizinisch nun einige Untersuchungen an der Reihe wären. Doch sie hat dafür keine Kraft mehr. Ihr ist die Situation unerträglich geworden. Seit ein paar Jahren hat sie sich, wie sie sagt, entschieden und ist sich sicher, dass sie »aus starkem freiem Willen und in vollem Bewusstsein den selbstbestimmten Freitod wählen möchte«. Ende Juli wendet sie sich an die DGHS-Geschäftsstelle, nur sechs Wochen später darf sie nach allen Abklärungen und Gesprächen ihr Sterben einleiten. Ihr Mann und die beiden erwachsenen Töchter (45, 40) tragen die Entscheidung mit.

2021–064/Fall Dr. Berthold H.

Alter: 82
Beruf: Betriebswirt
Beweggrund: Multiple Krankheiten/Lebenssattheit

Dr. Berthold H. lebt in einem Pflegeheim in einer Stadt im Südwesten Deutschlands. Die Liste seiner gesundheitlichen Probleme ist lang: Ein jüngst entdeckter Tumor im Bauchraum, Osteopathie, nach einigen Wirbelbrüchen ist sein Rücken stark zu einem Buckel verkrümmt, was ihm starke Schmerzen bereitet. In der Lunge sammelt sich Wasser. Er ist bereits sehr abgemagert und geschwächt. Im Vorjahr hatte er eine achtwöchige Reha-Maßnahme und viel Zeit zum Nachdenken. Um in einer eigenen Wohnung bleiben zu können, müsste er eine Pflegefachkraft engagieren. Er entscheidet sich für den Umzug in ein Pflegeheim mit palliativer Betreuung, bespricht aber mit einigen Freunden die Idee, sich den Freitod zu organisieren. Er war nie verheiratet und ist kinderlos. Sein Berufsweg führte ihn über eine kaufmännische Ausbildung zum Studium, er war nach der Promotion 20 Jahre lang im Vorstand eines Diakonischen Werkes tätig, später als selbstständiger Unternehmensberater. Im Dezember schreibt er seinen Antrag für die Vermittlung einer Freitodbegleitung. Er möchte dem weiteren Verlauf seiner Krebserkrankung zuvorkommen, solange er noch handlungsfähig ist. Beim Erstgespräch wird klar, dass die Durchführung nicht in dem Heim stattfinden kann. Es wird verabredet, dass er und die Helfenden in seine noch vorhandene Wohnung fahren, die schon weitgehend ausgeräumt ist. Für Mitte September ist der Termin angesetzt, an dem er von dieser Welt gehen will. Im Nachhinein wird von dem Team nicht nur die lokale Kriminalpolizei, sondern auch zeitnah die Pflegedienstleitung des Heimes informiert.

2021–065/Fall Dagmar S.

Alter: 78
Beruf: Friseurmeisterin
Beweggrund: Krebs

Als Dagmar S. in jungen Jahren miterleben muss, wie ihr Ehemann nach einem Arbeitsunfall und schweren Verbrennungen im Alter von nur 34 Jahren qualvoll starb, ist ihr Wunsch, einmal selbstbestimmt sterben zu wollen, gefasst. Doch es wird noch viele Jahre dauern, bis sie diese Absicht konkret einleitet. Sie selbst hatte sich ein Friseurgeschäft aufgebaut. Mittlerweile ist auch ihr neuer Lebensgefährte verstorben, es gibt keine Kinder, nur einen Neffen. Gesundheitlich häufen sich die Probleme: Sie absolviert mehrere Gefäß-Operationen und Wirbelsäulen-Eingriffe. Dazu kommt nun Kehlkopfkrebs, ihr Zustand verschlechtert sich zusehends. Die Nachrichten und das Urteil des Bundesverfassungsgerichts hat sie aufmerksam verfolgt. Da sie ihr Leben als würdelos und nicht mehr lebenswert empfindet, will sie ihr Grundrecht auf selbstbestimmtes Sterben ausüben. Sie wendet sich an die DGHS, die üblichen Kosten für eine Freitodbegleitung kann sie mit ihren Mitteln nicht tragen. Ihr wird zugesichert, dass sie dennoch die Hilfe, die sie sich wünscht, bekommt. Ende September kann sie in ihrer Wohnung in einer mittelgroßen Stadt in Hessen die Infusion aufdrehen.

2021–066/Fall Bärbel L.

Alter: 75
Beruf: Konstrukteurin in der Baubranche
Beweggrund: Lebenssattheit

Bärbel Margarete L. hat eine Darmoperation hinter sich und kann nun ihre Ausscheidungen nicht mehr halten. Dringend will sie bei der DGHS einen Termin erreichen, um endlich ihrem Dasein ein Ende zu bereiten. Frau L. macht beim Erstgespräch den Eindruck einer energischen, pragmatisch denkenden Frau. In ihrem Berufsleben war sie Konstrukteurin in der Baubranche. Mit ihren vielen Operationen und Krankenhaus-Aufenthalten der zurückliegenden Jahre hatte die 75-Jährige, die in einer Großstadt in Nordrhein-Westfalen lebt, sich zunächst arrangiert. Dass nach der Darm-Operation der Schließmuskel nicht mehr funktionieren würde, hatte sie nicht geahnt. Es erschüttert sie. Mit der daraus entstandenen Situation, dass sie es häufig nicht rechtzeitig zur Toilette schafft, hadert sie. Es ist ihr widerwärtig. Eine Besserung ist nicht in Sicht. Ihr Wunsch ist der Freitod, für Ende September wird die Durchführung verabredet.

2021–067/Fall Katharina H.

Alter: 56
Beruf: Sozialpädagogin
Beweggrund: Krebs

Katharina H. hat Eierstockkrebs im fortgeschrittenen Stadium. Sie sieht ein qualvolles Sterben voraus. Auch ihre Mutter hat sie an diese Krankheit verloren. Damals schwor sie sich, dass sie selbst nicht so qualvoll sterben möchte. Die 56-jährige Sozialpädagogin aus Baden-Württemberg ist glücklich verheiratet und hat drei erwachsene Kinder, der jüngste studiert noch. Mit 54 Jahren erhielt sie ihre Diagnose, da war der Krebs bereits mit Metastasen fortgeschritten. Es folgen Chemotherapie, zwei Operationen, wieder Chemotherapie, neue Metastasen. Ihren Kindern zuliebe zieht sie eine weitere Chemotherapie durch. Sie sollen nicht das Gefühl haben, sie wolle nicht bei ihnen bleiben. Doch eigentlich weiß sie, dass Heilung nicht mehr möglich ist. Bei Medizinern der Uniklinik Tübingen stößt sie auf taube Ohren, als sie die Möglichkeit von Suizidhilfe anspricht. Verzweifelt durchsucht sie das Internet, findet im Herbst 2020 einen Hinweis auf die Telefon-Hotline Schluss.PUNKT und ruft dort an. Nach Telefonaten und einem persönlichen Besuch hofft sie auf Hilfe und kämpft um jeden gemeinsamen Tag mit der Familie. Sie sagt: »Ich bin nicht lebensmüde. Im Gegenteil. Ich lebe gerne. Aber nicht um jeden Preis.« Es wird ein Termin Ende September vereinbart, auf ihr Bitten dann sogar um ein paar Tage vorgezogen.

2021–068/Fall Annegret W.

Alter: 90
Beruf: Buchhändlerin
Beweggrund: Lebenssattheit

Annegret W. darf Anfang Oktober in einer hessischen Großstadt ihren Freitod einleiten, so wie sie es sich dies gewünscht hatte. Die 90-Jährige fühlt sich schwach, vom Leben erschöpft. Sie hat chronische starke Schmerzen. Im November 2020 war sie zudem schwer gestürzt und hat sich davon nur schlecht erholt. Hinzu kommt ein Juckreiz, der sich nicht beseitigen lässt. Bereits seit vier Jahren ist es ihr starker Wunsch, ihr Leben zu beenden. Ihr erwachsener Sohn, selbst Facharzt für Psychiatrie, ringt sich schließlich dazu durch, den Wunsch seiner Mutter und den Kontakt zur DGHS zu unterstützen. Im Frühjahr 2021 schickt sie ihren Antrag auf Vermittlung einer Freitodbegleitung ab. Ihre Entscheidung stehe unumstößlich fest. Die sechsmonatige Wartezeit seit Eintritt in den Verein steht sie mit Mühe noch durch.

2021–069/Fall Hannelore D.

Alter: 82
Beruf: Dipl. Betriebswirtin
Beweggrund: Lebenssattheit

Anfang Oktober darf Hannelore D. mit Unterstützung selbstbestimmt sterben. Sie droht zu erblinden. Ihr drängt die Zeit, als sie sich Anfang Juni an die DGHS wendet, bei der sie bereits seit einigen Jahren Mitglied ist. Der ehemaligen Diplom-Betriebswirtin drängt die Zeit. Ihre Sehkraft lässt erheblich nach. Von beiden Sehnerven ist kaum noch etwas vorhanden, ein Glaukom. Sie ist bereits einige Male verunfallt. Zuletzt hat sie eine doppelte Sprunggelenkfraktur erlitten, die Schmerzen wollen nicht verschwinden. Sie hadert mit der Überlegung, auf eigene Faust freiverkäufliche Schlaftabletten in Überdosis einzunehmen. Die Akademikerin fürchtet, ins Leben zurückgeholt zu werden, am Ende noch im Wachkoma zu landen. Wenige Wochen nach ihrem Schreiben wird sie von einem vermittelten Juristen für ein Erstgespräch aufgesucht. Die Voraussetzungen sind gegeben, die Begleitung kann kurze Zeit später, wie von ihr gewünscht, stattfinden.

2021–070/Fall Waltraut E.

> **Alter:** 94
> **Beruf:** Naturwissenschaftlerin
> **Beweggrund:** Lebenssattheit

Waltraut E. (94) will nicht mehr. Sie hat genug. Ihre Wohnung in einer Großstadt, in der sie allein lebt, hat sie seit Monaten nicht verlassen. Seit neun Jahren leide sie an Schwindelanfällen, schildert sie. Sie, die früher sportlich sehr aktiv war, muss sich nun bei jedem Schritt irgendwo festhalten. Es gab Anfang der 90er-Jahre eine Darmkrebs-Operation, im Jahr 2000 einen kleinen Hirninfarkt. Das Verhältnis zu ihrer Tochter aus erster (geschiedener) Ehe bezeichnet sie als zerrüttet, daher wird sie mit ihr auch nicht über ihren Freitodwunsch sprechen. Es gibt drei Enkel und auch Urenkel, nur der Schwiegersohn meldet sich gelegentlich bei ihr. Ihr zweiter Ehemann ist verstorben, diese Ehe war kinderlos geblieben. Nach Notabitur und später dem regulären Abitur hatte sie ein naturwissenschaftliches Studium absolviert und in verschiedenen Unternehmen gearbeitet. Seit Ende der 80er-Jahre ist sie bereits Mitglied in der DGHS, nun entscheidet sie sich dafür, einen Antrag an die DGHS-Geschäftsstelle zu stellen. Beim Erstgespräch mit dem von der DGHS vermittelten Juristen macht sie einen klaren Eindruck. Frau E. weiß, dass sie bald in ein Pflegeheim müsste. Das kommt für sie keinesfalls in Frage.

2021–071/Fall Dr. Jutta B.-K.

> **Alter:** 98
> **Beruf:** Bibliothekarin, Museumsleiterin
> **Beweggrund:** Lebenssattheit

Dr. Jutta B.-K. schrieb im Dezember 2020 an die DGHS: »Das Thema beschäftigt mich seit vielen Jahren. Ich war auch schon einmal Mitglied bei Ihnen, bin dann aber ausgetreten, weil ich der Meinung war, dass ich doch nicht die notwendige Unterstützung für einen Freitod erhalten könnte, wie sie mir vorschwebte. Seit dem neuen Urteil des Bundesverfassungsgerichts ist aber eine Freitodbegleitung ja viel leichter möglich.« Die 97-Jährige spricht weiter davon, dass sie meint, sie habe ihr Leben gelebt, ihre Zeit sei gekommen. In der heutigen Welt verstehe sie vieles nicht mehr. Die meiste Zeit ihres Berufslebens war sie in verantwortlicher Position tätig, erst als Leiterin einer Bibliothek, dann eines Museums. Ihre Selbstbestimmung war der Mutter eines Sohnes und einer Tochter immer wichtig. Doch diese Selbstbestimmung ging zusehends verloren. Vor zehn Jahren erzwingt ein Knochenbruch die Nutzung eines Gehstocks, ein weiterer Bruch bringt den Rollator in ihr Leben. Heutzutage ist sie auf den Rollstuhl angewiesen und darauf, dass ihr immer jemand hilft. Sie empfindet die Situation als »unangenehm, anstrengend und kränkend«. Die in ihrer Wohnung lebenden 24-Stunden-Betreuerinnen behandeln sie immer öfter wie ein unmündiges Kind. Gleichaltrige Freundinnen und Freunde sind selbst pflegebedürftig oder bereits verstorben. Kontakt hat sie meist mit ihrem Sohn und dessen Frau. Diese übernimmt für sie Teile der Korrespondenz. In ihrem Antrag verweist sie auf weitere körperliche Probleme wie Bluthochdruck, Schulterschmerzen, Augenprobleme und das Nachlassen geistiger Kräfte. Sie stirbt Anfang Oktober in einer westdeutschen Großstadt.

2021–072/Fall Gert L.

Alter: 89
Beruf: Exportkaufmann
Beweggrund: Lebenssattheit

Gert L. schreibt an die DGHS: »Ich leide an diversen Krankheiten und Einsamkeit, dass ich aufgrund meiner bevorstehenden Augenoperation, bei der ich befürchte, gänzlich zu erblinden, den Wunsch hege, aus dem Leben zu scheiden. Bei der Verfassung dieser Zeilen hilft mir Frau N., weil ich schon jetzt nur noch über 10 Prozent der Sehkraft verfüge.« Der frühere Exportkaufmann ist verwitwet, er leidet auch an Diabetes, in den zurückliegenden zehn Jahren kamen Depressionen hinzu. An Außen-Kontakten gibt es nach seinen Angaben nur eine 73-jährige Griechin, die ihm im Alltag unterstützt. Zur Tochter ist der Kontakt nicht gut. Die beiden Enkelinnen sollen über seinen Suizidwunsch nicht informiert werden. Bereits zwei Mal hat Herr L. auf eigene Faust versucht, aus dem Leben zu gehen. Er empfindet sein Dasein als würde- und perspektivlos. Hoffnung auf Besserung seines Gesundheitszustandes gibt es nicht. Auf die Juristin, die sich über seine Einwilligungsfähigkeit ein Bild machen will, macht er einen freundlichen, klaren Eindruck. In seiner Wohnung bewegt er sich sicher, obwohl er fast blind ist. Anfang Oktober kann Gert L. sich von seinem irdischen Dasein verabschieden.

2021–073/Fall Doris S.

Alter: 78
Beruf: Soziologin
Beweggrund: Polyneuropathie

Doris S. ist seit 20 Jahren verwitwet, sie lebt in einer Großstadt in Niedersachsen. Ihre äußere Lebenssituation beschreibt sie als gut. Aber die Einsamkeit habe sie nach dem Tod ihres Mannes nie verlassen. Auch ihr Freundeskreis schrumpft wegen Todesfällen. Ihre beiden Kinder haben einen guten Kontakt zu ihr, nach ihren Angaben würde sie den Sterbewunsch der Mutter akzeptieren können. Der Soziologin setzen auch körperliche Beschwerden zu. Seit 2008 leidet sie an einer Polyneuropathie unbekannter Ursache in den Beinen und Füßen. Hinzu kommen ständige Schwindelgefühle, die ihr das Laufen schwer machen. Innerlich hat sie sich vom Leben bereits verabschiedet, sie erwartet keine positive Wendung mehr. Anfang Oktober findet in ihrer häuslichen Umgebung die gewünschte Freitodbegleitung statt.

2021–074/Fall Hannelore W.-H.

> **Alter:** 94
> **Beruf:** Notargehilfin
> **Beweggrund:** Herzerkrankung

Hannelore W.-H. lebt in einer schönen Kurstadt in Hessen. Sie ist bereits 94 Jahre alt. Nach Notabitur und den Wirren der Kriegsjahre ist sie beruflich im Notariat des Vaters beschäftigt. Später ist sie Hausfrau. Aus einer Ehe ist ein Sohn hervorgegangen, mit dem sie sich gut versteht. Ihr Mann ist verstorben. Mittlerweile lebt sie in einem Seniorenstift. Im Januar wird bei ihr ein hochgradiges Aortenklappen-Vitium diagnostiziert. Die Ärzt*innen raten zu einer Operation. Sie entscheidet sich bewusst dagegen, wissend, dass dieser Herzfehler zum Tode führt. Ständige Atemnot erschwert nun ihren Alltag. Sie sieht die Selbsterlösung aus schwerem Leiden als »einen Schritt, meine Würde in der letzten Lebensphase, im Sterben, zu wahren. Ich nehme daher für mich das Recht in Anspruch, Zeitpunkt und Art meines Todes selbst zu bestimmen.« Dieses Recht kann sie mit der entsprechenden fachlichen Begleitung umsetzen, Anfang Oktober ist es so weit.

2021–075/Fall Rudolf Paul S.

> **Alter:** 86
> **Beruf:** Exportkaufmann
> **Beweggrund:** Altersbedingte Makula-Degeneration (AMD) im fortgeschrittenen Stadium

Mitte Oktober stirbt Rudolf Paul S. im Rahmen einer Freitodbegleitung. Das neue Urteil habe ihm gezeigt, dass es einen legalen Weg gibt, das Leben zu beenden. Freiwillig und ohne Druck habe er sich, so schreibt er an die DGHS, entschlossen, auf ein eingeschränktes Weiterleben zu verzichten, »da es nicht meinen Vorstellungen von Würde entspricht.« Der Exportkaufmann leidet an einer fortschreitenden Altersbedingten Makula-Degeneration (AMD). Die überlagert bei ihm alle weiteren Leiden wie Herz-Kreislauf oder Minderdurchblutung des Körpers. Für ihn ist es »ein Leben auf Sparflamme«. Ab April bemüht er sich um eine Freitodbegleitung. Noch sind diverse Unterlagen zusammenzustellen. Im August wird er aufgesucht, man verabredet einen Termin für die Freitodbegleitung.

2021–076/Fall Elfriede F.

> **Alter:** 80
> **Beruf:** Geschäftsführerin in Privatunternehmen
> **Beweggrund:** multiple Erkrankungen

Elfriede F. (80) will nicht länger »vegetieren«. So empfindet sie ihre Situation der Bettlägerigkeit. Seit mittlerweile fünf Jahren geht das so, ihr Haus hat sie so lange nicht verlassen. Sie leidet seit mehr als zwanzig Jahren an einem Tremor im Bein. Ein starkes Zittern erzeugt das Gefühl der Instabilität, das mit Hinsetzen auszugleichen war. Doch nun, seit Ende 2020, ist sie nach mehreren Stürzen bettlägerig. F. empfindet ihr Leben als entwürdigend. Ihre beiden erwachsenen Kinder seien traurig, aber würden ihr Vorhaben verstehen. Die Tochter musste sie erst davon überzeugen, dass sie *trotz* der Pflege durch sie sterben will. Auch der Hausarzt respektiert den Wunsch, will aber nicht selbst aktiv werden. Elfriede F. blickt auf ein reiches Leben. Nach dem Abitur ging sie als 19-Jährige im Jahr 1960 nach Großbritannien, lernte Englisch und legte mehrere Sprachprüfungen an der Abendschule dort ab. Nach ihrer Rückkehr nach Deutschland wurde sie Geschäftsführerin einer Fabrik für Hygieneartikel. Außerdem war sie mehrere Monate in Frankreich und belegte an der Sorbonne Sprachkurse, die sie ebenfalls mit Diplomen abschloss. Nach dem Tod ihres Mannes erteilte sie in großen Unternehmen Sprachunterricht für Erwachsene. Sie stirbt Mitte Oktober.

2021–077/Fall Fritz E.

> **Alter:** 93
> **Beruf:** Cheflektor bei einem Verlag
> **Beweggrund:** Lebenssattheit

Mitte Oktober schließt Fritz E. (93) mit seinem Leben ab. Gemeinsam mit seiner Frau, die er nach 71 Jahren Ehe verlor, hatte er immer den Wunsch, einmal in Würde zu sterben. Im April erlitt seine Frau einen Schlaganfall, er und der Enkelsohn pflegen sie, bis sie drei Wochen später stirbt. Er sagt: »Ein Leben ohne den anderen konnten wir beide uns nicht vorstellen.« Nun sei es an ihm, das Versprechen einzulösen. Eine Patientenverfügung hat der Akademiker und ehemalige Cheflektor eines großen Verlags längst erstellt. Er lebt in einer kleinen Zwei-Zimmer-Wohnung. Mehrfach ist er kürzlich gestürzt. Seine Hilfsbedürftigkeit empfindet er als unwürdig. Ein Leistenbruch macht ihm ebenso zu schaffen wie Polyarthrose in den Fingern. Mit seiner Hausärztin spricht er über seinen Sterbewunsch. Diese bescheinigt ihm schriftlich, dass er sich bewusst für einen ärztlich begleiteten Freitod entschieden hat. Es lägen weder eine Demenz noch eine Depression vor. Das von der DGHS vermittelte Erstgespräch bestätigt im Juli diese Einschätzung.

2021–078/Fall Beate K.

> **Alter:** 60
> **Beruf:** Betriebseisenbahnerin
> **Beweggrund:** Mediainfarkt, globale Aphasie und Dysphagie

Beate K. sieht es ganz klar: »Der einzige Grund, warum ich noch lebe, ist das Fehlen einer Patientenverfügung zum Zeitpunkt meines schweren Hirninfarktes im Januar 2010.« Seitdem benötige sie rund um die Uhr Pflege, ein Betreuer wurde eingesetzt. Ihre rechte Körperseite ist gelähmt, Jahre früher war ihr bereits der linke Unterschenkel nach Arterienverschluss amputiert worden. Ihr Bett kann sie ohne Hilfe nicht verlassen. Wegen Inkontinenz muss sie dauerhaft Windeln tragen. Es ist für sie schwer, mit ihrer Umwelt zu kommunizieren. Meist nur mit einzelnen Worten, Gesten und Mimik. »Der Hauptteil meiner Gedanken, Probleme und Wünsche bleibt in meiner Seele eingeschlossen, was ich auch nicht mehr ertragen kann.« Zudem liegen Übergewicht und Diabetes vor. Sie ist starke Raucherin. Nach dem Erstgespräch mit der alleinstehenden Frau wird der Antrag als glaubhaft eingestuft, allerdings deuten die Medikamente auf eine Depression. Es wird das Einholen eines psychiatrischen Gutachtens mit Blick auf die Freiverantwortlichkeit empfohlen.

Schließlich kann Frau K. mit einer Freitodbegleitung in ihrer Wohnung in einer ostdeutschen Großstadt versterben.

2021–079/Fall Margot S.

> **Alter:** 84
> **Beruf:** Physiotherapeutin
> **Beweggrund:** Lebenssattheit

Frau S. lebt in Baden-Württemberg. Sie ist kinderlos und unverheiratet. Es gibt einen Mann, der auch ihr Generalbevollmächtigter ist. Weitere Vertraute benennt sie nicht. Frau S. begründet ihren Sterbewunsch einerseits mit den starken (vor allem nachts auftretenden) Gelenkschmerzen, andererseits mit ihrer Lebenssattheit und Einsamkeit. Alle Bekannten und Freunde sind mittlerweile verstorben oder selbst alt, unbeweglich oder dement, so dass ein persönlicher Kontakt kaum mehr möglich ist. Diese Situation wurde durch die Coronapandemie noch verstärkt. Besonders leidet Frau S. als ehemalige Physiotherapeutin unter ihrer nun altersbedingten Unbeweglichkeit; »trotz ständigen Übens«, wie sie beteuert. Sie kann die Arme nicht über Schulterhöhe heben, so dass sie an viele Gegenstände in ihrer Wohnung nicht mehr heranreicht. Sie will sich aber auch nicht helfen lassen. »Ich bin eine schlechte Patientin«, sagt sie von sich. Außerdem bemerkt Frau S. auch das Nachlassen ihrer geistigen Kräfte. Neben dem Nachlassen des Namensgedächtnisses beunruhigt sie, dass sie den Inhalt eines am Vortag gelesenen Buches nicht rekapitulieren kann, wenn ihr Blick am nächsten Tag darauf fällt. Sie möchte in den Freitod gehen, solange sie noch geistig so klar ist, selbst darüber entscheiden zu können. Mitte Oktober leitet sie ihr Sterben ein.

2021–080/Fall Ingeborg Sch. & 2021–081/Fall Sigurd Sch. (Doppelbegleitung)

> **Alter:** 83
> **Beruf:** Hausfrau
> **Beweggrund:** Lebenssattheit
> ***
> **Alter:** 87
> **Beruf:** Buchdrucker
> **Beweggrund:** multiple Erkrankungen

Frau Sch. möchte gemeinsam mit ihrem Mann in einer norddeutschen Großstadt sterben. Ihre verschiedenen körperlichen Beschwerden hat sie bislang dem Alter zugeschrieben. Es gibt Probleme beim Wasserlassen, zudem Gleichgewichtsstörungen. Nachdem sie sich kürzlich den Arm gebrochen hatte, will dieser trotz viel Physiotherapie nicht mehr gut funktionieren, so dass sie ihrem Mann nach eigenen Angaben »keine gute Hilfe« sei. Sie ist zunehmend davon abhängig, dass die Tochter ihr hilft. Beim Erstgespräch wird intensiv mit ihr diskutiert, ob sie nach dem geplanten Freitod des Mannes zunächst noch eine Weile weiterleben möchte und für sich die Entscheidung erst etwas später trifft. Diese Überlegung nennt sie »interessant«, kommt für sie aber nicht infrage. Sie will mit ihrem Mann gemeinsam gehen.

Herr Sch. war nie nennenswert krank, bis es 2020 zu einem Schlaganfall kommt, in dessen Folge er halbseitig gelähmt bleibt. Kürzlich folgt ein Darmverschluss, er kann das Haus nun nicht mehr verlassen. Mit einem Rollator schafft er wenige kleine Schritte. Die insgesamt eingeschränkte Beweglichkeit belastet ihn erheblich. Mit seiner Frau ist er 63 Jahre sprichwörtlich »durch dick und dünn« gegangen. Seine Buchdrucker-Firma war auch dank ihrer Mithilfe erfolgreich. Es gibt zwei erwachsene Kinder, die an den Gesprächen mit den Helfern teilnehmen. Er und seine Frau wollen nach dem langen gemeinsamen Weg nun gemeinsam aus dem Leben gehen. Bereits seit 33 Jahren sind sie Mitglieder in der DGHS und haben sich mit Fragen der Vorsorge stets pragmatisch auseinandergesetzt. Da eine Darmperforation droht, ist der Zeitpunkt der Doppelbegleitung bald. Es ist Ende Oktober.

2021–082/Fall Ursula W.

> **Alter:** 84
> **Beruf:** Lehrerin
> **Beweggrund:** Lebenssattheit

Ende Oktober wird Ursula W. sterben. Die frühere Lehrerin leidet an einer altersbedingten Makuladegeneration. Mittlerweile kann sie nur noch mit einer Lupe lesen, Hörbücher sind keine wirkliche Alternative für sie. Die 84-Jährige lebt in einer süddeutschen Großstadt. Nach 55 Jahren Ehe war kürzlich ihr Mann verstorben, Kinder haben die beiden keine. Eine schon lange bestehende Schließmuskelschwäche macht das Gehen für sie unsicher. Dazu kommt Arthrose in fast allen Gelenken. Schmerzmittel gehören zu ihrem täglichen »Diätplan«. Einen Umzug in ein Altersheim will sie auf gar keinen Fall. Sie will nicht von anderen abhängig sein, auch eine Begleitung in einem Hospiz oder eine palliative Sedierung sind Überlegungen, die sie vehement ablehnt.

2021–083/Fall Hellmut K.

> **Alter:** 96
> **Beruf:** Maschinenbauingenieur
> **Beweggrund:** schwere chronisch-obstruktive Lungenerkrankung (COPD)

Herr K. ist 96 Jahre alt und sehr gebrechlich. Er leidet unter seinem auf das Minimum reduzierte Leben. Bei der Körperpflege ist er auf Pflegekräfte angewiesen. Das Essen muss mundgerecht serviert werden. Besonders quäle ihn, so sagt er, sein Asthma und die damit verbundene Luftnot. Schon beim geringsten Gehversuch bekomme er große Atemprobleme. Nachts sitze er häufig im Sessel, da er im Bett liegend keine Luft bekomme. Besonders schmerze es ihn, dass freudvolle Tätigkeiten wie fernsehen oder Musik hören nicht mehr möglich seien. Auch das Telefonieren bereite ihm Schwierigkeiten. »Dieses Leben«, so schreibt Herr K. in seinem Antrag, »wünsche ich keinem Menschen«. Deshalb bittet er um »Erlösung« von diesem ihm unerträglich gewordenen Leben. Er lebt in einem süddeutschen Kurort. Der Wunsch, selbstbestimmt aus dem Leben zu scheiden, tauchte erstmals vor sieben Jahren auf, als seine Frau starb. Mit ihr war er 65 Jahre »glücklich verheiratet«, wie er sagt. Seitdem beschäftigt er sich mit dem Plan, durch Freitod aus dem Leben zu scheiden. Dies bewog ihn auch, Anfang des Jahres 2021 in die DGHS einzutreten, um auf deren Vermittlung an einen Arzt zu gelangen, der ihn beim Freitod begleitet. Über seinen Freitodwunsch hat Herr K. auch mit anderen Menschen gesprochen. Die Hausärztin hat den Wunsch brüsk zurückgewiesen. Die Töchter sind in die Entscheidung einbezogen worden und wünschen ihm, »dass es bald klappt, weil sie wissen, wie schlecht es mir geht«, sagt er. Es »klappt« Ende Oktober.

2021–084/Fall Ursula K.

> **Alter:** 76
> **Beruf:** Hausfrau
> **Beweggrund:** Krebs

Anfang November 2021 leitet Ursula K. im Südhessischen ihren Abschied ein, Sie ist 76 Jahre alt. Beim ersten Gespräch, das ihre Einwilligungsfähigkeit prüft, ist ihr Mann anwesend, mit dem sie seit 58 Jahren verheiratet ist. Es gibt eine Tochter und zwei Enkelkinder. Seit 1984 leidet Frau K. an Multipler Sklerose, im Jahr 2000 kam der Brustkrebs dazu. Mittlerweile kann sie ihr Bett nicht mehr verlassen – Pflegegrad 3. Sie ist froh, dass es jetzt die Möglichkeit gibt, mit einer Freitodbegleitung aus dem Leben zu gehen. Ihr Mann hat schweren Herzens dieser Entscheidung zugestimmt.

2021–085/Fall Dr. Gabriele Ph.

> **Alter:** 71
> **Beruf:** Psychologin
> **Beweggrund:** Krebs

Ebenfalls Anfang November wird Dr. Gabriele Ph. in den selbstbestimmten Tod begleitet. Sie leidet an einem weit fortgeschrittenen Krebs des Eierstocks, der bereits metastasiert hat. Frau Dr. Ph. begründet ihren Freitodwunsch damit, dass sie sich im Endstadium ihrer schweren Krebserkrankung befinde. Es gelinge ihr nicht mehr, sich an irgendwelchen Aktivitäten, wie z. B. den Spaziergängen mit ihrem Mann zu erfreuen. Die Psychologin hatte früher eine eigene Praxis. Angesichts des vierten Wiederauftretens des Krebses und der schlechten Prognose des sie behandelnden Gynäkologen habe sie sich entschlossen, auf eine weitere Therapie zu verzichten. Sie habe sechs Jahre gegen die Krankheit gekämpft und noch wertvolle Zeit mit ihrem Mann und den Kindern erlebt. Nun aber leide sie nur noch an den tumorbedingten Oberbauchschmerzen. Deshalb wolle sie selbstbestimmt in Ruhe sterben und das letzte Stück ihres Lebensweges bis zum natürlichen Tod nicht mehr gehen. Hinzu komme, dass sie nach der letzten Konsultation ihres Gynäkologen im September mit (schweren) Komplikationen rechnen müsse, was eine Einweisung ins Krankenhaus bedeuten würde. Das wolle sie auf keinen Fall. Deshalb bittet sie um eine schnelle Freitodbegleitung. Ein Termin in der bayerischen Mittelstadt wird verabredet.

2021–086/Fall Gerda P.

> **Alter:** 82
> **Beruf:** Bankkauffrau
> **Beweggrund:** Lebenssattheit

Frau P. war in ihrem Berufsleben 29 Jahre lang als Bankkauffrau tätig. Sie lebt in Norddeutschland. Eine schwerwiegende chronische Darmerkrankung macht ihr seit langem zu schaffen. Seit neun Jahren ist sie verwitwet, Sohn und Enkelkinder wohnen in der Nähe. Sie war in psychiatrischer Behandlung, die Klinik bescheinigt ihr aber »freie Willensbildung«. Ihr Entschluss ist unumstößlich, in der Familie gibt es Auseinandersetzungen, aber sie bleibt dabei: sie will nicht mehr. Ein Ziel setzt sie sich noch: Das Abitur der jüngsten Enkeltochter erleben. Dieses Ziel schafft sie. Nun wird es Zeit, findet sie. Anfang November wird sie bei ihrem Sterbewunsch unterstützt. Ihr Sohn ist bei ihr.

2021–087/Fall Ursula W.

> **Alter:** 72
> **Beruf:** selbstständige Bilanzbuchhalterin
> **Beweggrund:** Krebs/Adeno- und Ovarialkarzinom

Ursula W. ist 72 Jahre alt, als sie Anfang November aus dem Leben geht. Ihr geht es sehr schlecht. Ihr Krebs, ein Adeno- und Ovarialkarzinom, hat bereits gestreut. Sie hat zudem Luftnot und kann sich in ihrer Wohnung nur noch schwer bewegen. Eine Versorgung im Pflegeheim will sie um jeden Preis vermeiden. Sie weiß, dass sie keine Verbesserung ihres gesundheitlichen Zustandes mehr zu erwarten hat. Eine Palliativärztin, mit der sie ihre Lage besprach, hat ihr die Option einer palliativen Sedierung erklärt. Doch das ist für Frau W. keine gute Alternative. Mit ihrem Mann, mit dem sie seit Jahrzehnten in einer harmonischen Ehe lebt, bespricht sie die Möglichkeit, eine Freitodbegleitung in Anspruch zu nehmen. Er ist schließlich bereit, diesen letzten Schritt zu unterstützen und dann bei ihr zu sein. Kinder haben die beiden nicht, sie hat ihren Beruf als Bilanzbuchhalterin noch bis zum 70. Lebensjahr auf selbstständiger Basis weitergeführt. Bei allen persönlichen Gesprächen mit den vermittelten Helfern macht Frau W. einen konzentrierten, sehr reflektierten und klaren Eindruck. Es wird ein konkreter Termin für ihren selbstbestimmten Abschied vereinbart.

2021–088/Fall Sonja U.

> **Alter:** 78
> **Beruf:** Industriekauffrau
> **Beweggrund:** Krebs

Das Schreiben, mit dem sie um Vermittlung einer Freitodbegleitung ersucht, muss Sonja U. ihrem Mann diktieren. Die 78-Jährige ist bereits sehr geschwächt. Immer wieder stürzt sie, sie kann ohne Hilfe noch nicht einmal zur Toilette. Die jüngsten vier Krankenhausaufenthalte in diesem Sommer haben für sie keine Besserung gebracht. Stattdessen eine weitere Diagnose: Brustkrebs. Seit Jahren hat sich die Industriekauffrau mit dem Thema Sterbehilfe befasst. Sie hat das Leiden ihrer Mutter und das ihres ersten Mannes miterlebt. Das empfindet sie als abschreckendes Vorbild. Zu ihr kommt täglich ein Pfleger. Mehrfach am Tag muss sie sich erbrechen, ihr ist das Leben zu einer einzigen Qual geworden. Ihr jetziger Ehemann versteht ihren Wunsch nach Beendigung dieses Daseins. Anfang November kann Frau U. in ihrer Wohnung in einer ostdeutschen Großstadt wie gewünscht ihr Leiden selbstbestimmt beenden.

2021–089/Fall Karl-Hans W.

> **Alter:** 77
> **Beruf:** Apotheker
> **Beweggrund:** Krebs

Karl-Hans W. sagt von sich selbst, dass er viel Glück hatte im Leben. Seine Ehe ist harmonisch, mit den beiden längst erwachsenen Söhnen hat er guten Kontakt. Er hat studiert, war als Apotheker tätig und lebt in einer norddeutschen Großstadt in gutsituierten Verhältnissen. Von schweren Erkrankungen war er bislang verschont geblieben. Im Oktober 2020 dann die Schockdiagnose: akute myeloische Leukämie. Lebenserwartung 12 bis 14 Monate. Er startet umgehend eine Chemotherapie, doch die Nebenwirkungen, vor allem kognitive Einschränkungen, sind erheblich. Dazu kommen als Folgeerscheinung starke entzündliche Schmerzen zwischen dem zweiten und dritten Halswirbel, für deren Behandlung er keinen Arzt findet, und eine chronische Niereninsuffizienz. Mittlerweile ist Herr W. zermürbt und hoffnungslos. Er ist 77 Jahre alt und schließt mit dem Leben ab. Mitte November findet eine Freitodbegleitung im Beisein der Familie statt.

2021–090/Fall Edeltraud C.

Alter: 76
Beruf: Kinderkrankenschwester
Beweggrund: Parkinson

Frau C. ist verheiratet und hat zwei Söhne. Bis zum Rentenalter war sie als Kinderkrankenschwester auf einer Intensivstation eines Kinderkrankenhauses ihrer Heimatstadt tätig. Seit etwa fünf Jahren leidet sie an einem idiopathischen Parkinson-Syndrom. Die Bewegungsstörungen und Gangunsicherheit, typische Symptome dieser neurologischen Krankheit, werden zunehmend schlimmer. Obwohl sie einen Rollator benutzt, stürzt sie häufig. Immer wieder zieht sie sich Knochenbrüche zu. Mittlerweile ist sie auf permanente fremde Hilfe angewiesen. Alles hat sich stark verlangsamt, jede Bewegung fällt schwer. Stets war sie offen für Therapiemöglichkeit, hat wirklich »alles mitgemacht«, wie einer ihrer Söhne es ausdrückt. Da Parkinson als nicht heilbar gilt, hat sie keine Hoffnung mehr und ist zermürbt. Ein erster Suizidversuch scheitert, sie wendet sich nach Rücksprache mit ihrer Familie an die DGHS und bittet, ihr eine Freitodbegleitung zu vermitteln. Mitte November erlöst sie sich selbst im Beisein der Helfer und ihrer Familie.

2021–091/Fall Elke G.

Alter: 75
Beruf: Versicherungskauffrau
Beweggrund: Extreme Schwerhörigkeit

Mitte November 2021 kann Elke G. einschlafen. Sie leidet seit 20 Jahren an Schwerhörigkeit, die mittlerweile an Taubheit grenzt. Ärztlicherseits wurde der Vorschlag gemacht, eine Versorgung mit Cochleaimplantaten zu versuchen. Die 75-jährige ehemalige Versicherungskauffrau möchte das Risiko einer Operation nicht eingehen, zumal anschließend ein neues Hören gelernt werden muss, das eventuell Jahre dauern würde und ihr Vertrauen in Ärzte aufgrund diverser Erfahrungen erschüttert ist. In der Vergangenheit hat sie ihre Mutter und später ihren Mann gepflegt und weiß deshalb, was es bedeutet, in Abhängigkeit von anderen leben zu müssen. Das ist für sie nicht vorstellbar, sie möchte das selbst nicht erleben müssen und möchte es ihren Kindern ersparen. Aus diesen Gründen ist Frau G. bereits 1986

Mitglied der DGHS geworden. Der Gedanke an einen Suizid beruhigt und entlastet sie. Da ihr Wunsch wohlerwogen und konstant ist, kann ihr entsprechend geholfen werden. Die Freitodbegleitung findet in ihrer Wohnung in einer norddeutschen Großstadt statt. Die beiden erwachsenen Söhne hatten ihren Wunsch akzeptieren können.

2021–092/Fall Werner Sch.

> **Alter:** 89
> **Beruf:** Dipl. Ingenieur
> **Beweggrund:** Krebs

Der Freitodwunsch von Herrn Sch. resultiert aus einer unheilbaren Erkrankung und gleichsam altersbedingter Lebenssattheit. Er ist 89 Jahre alt. Sein Leben bezeichnet er als erfüllt. Er stammt aus einem kleinen Ort in Sachsen. Die Schule verließ er wegen der damaligen Kriegs- und Nachkriegsverhältnisse bereits nach der achten Klasse, lernte Mechaniker und kam Anfang der fünfziger Jahre aus beruflichen Gründen in die Großstadt. Er heiratete und bekam eine Tochter, die jetzt in der Nähe lebt. Später schafft er es mit einem Fernstudium zum Diplom-Ingenieur und ist stolz, dass er zu keinem Zeitpunkt arbeitslos war. In seinen Überlegungen macht er einen klaren Eindruck. Seine Wahrnehmung, nur noch als Beobachter am Geschehen um ihn herum zu agieren und ein erfülltes langes Leben gehabt zu haben, lassen seine Entscheidung, mit dem Leben abzuschließen, reifen. Mitte November stirbt er.

2021–093/Fall Angelika G.

> **Alter:** 69
> **Beruf:** Diplomdolmetscherin
> **Beweggrund:** schweres chronisches Schmerzsyndrom

Angelika G. ist 69 Jahre alt, als sie Mitte November in einer süddeutschen Großstadt den Freitod wählt. Sie begründet ihren Freitodwunsch mit Lebensüberdruss aufgrund von Schmerzen und Armut. Seit der Operation zur Stabilisierung der (vielfach) gebrochenen Wirbelkörper (Mai 2021) leidet sie unter großen Schmerzen, die mit starken Analgetika wie Fentanylpflastern u. a. behandelt werden. Zu den Schmerzen tritt ihre Einsamkeit. Bei der oben genannten Operation wurden die Zähne bei der Narkose-Intubation stark beschädigt, so dass sie sich entstellt fühlt. Für die notwendige Zahnsanierung bringt Frau G. nicht mehr die Kraft auf. Hinzu kommt, dass sie sich nun ein Hörgerät anpassen lassen müsste. Diese Anpassung ist ihr zu nervenaufreibend. Das meint sie, nicht mehr bewältigen zu können. Außerdem hat sie Angst, die Kontrolle über ihr Leben zu verlieren. Es steht ein Besuch des Medizinischen Dienstes bevor. Auch ist die Bestellung eines Betreuers angedacht, da sie »den ganzen Papierkram nicht mehr bewältigt«. Einerseits sieht sie ein, dass dies eine Erleichterung sein könnte, da sie dann dem als entwürdigend empfundenen

Ringen mit der Sozialbehörde entkäme, andererseits befürchtet sie, bevormundet zu werden. Aufgrund ihrer Armut und Schwäche ist es ihr nicht möglich, am sozialen Leben teilzunehmen. Diese Ausgrenzung möchte sie nicht länger ertragen. Sie ist mittlerweile auf 45 kg abgemagert. Ihr Leben hatte sie, die unverheiratet geblieben war, mit Kunst und beruflich als Dolmetscherin verbracht. Der Bruder will sie von ihrem Sterbewunsch abbringen, aber ihre Entscheidung ist unumstößlich.

2021–094/Fall Erika H.

Alter: 87
Beruf: Finanzbuchhalterin
Beweggrund: Herzinsuffizienz beidseits u. a.

Erika H. hat gesehen, wie ihr Mann seine letzten Jahre im Pflegeheim verbrachte. Das will sie für sich auf gar keinen Fall erleben. Ihr bisheriges Leben bezeichnet sie als schön. Mit ihrem Mann war sie seit 1959 verheiratet, es gibt eine Tochter, mit der sie ein gutes Verhältnis hat. Nach Volksschule und einer Ausbildung zur Industriekauffrau in der damaligen DDR. Nach der Wende ist sie als Buchhalterin und später als Controllerin tätig, bis sie mit 58 Jahren in den Vorruhestand geht. Mittlerweile ist sie 87 Jahre alt, die gesundheitlichen Einschränkungen sammeln sich. Herzinsuffizienz, chronische Polyarthritis, essenzieller Tremor, Katarakt beidseits, Glaukom beidseits, Bandscheibendegeneration, chronische venöse Insuffizienz. Frau H. hat mit dem Leben abgeschlossen und will gehen.

2021–095/Fall Heidi A.

Alter: 83
Beruf: Lehrerin
Beweggrund: Lebenssattheit

Das Hauptmotiv für den Sterbewunsch von Heidi A. ist Lebenssattheit. Sie ist 83 Jahre alt. Zuletzt war die Lehrerein als Schulleiterin in einer ostdeutschen Großstadt tätig gewesen. Sie war mit einem Ingenieur verheiratet. Es gibt zwei Töchter, von denen eine im Ausland lebt und offenbar keinen Kontakt wünscht. Die andere ist bei der Mutter, als diese ihren Abschied organisiert. A. meint, dass es Zeit sei, zu gehen. Mit dem Thema Suizid war sie in der Familie wiederholt konfrontiert gewesen. Die Mutter nahm sich das Leben, als sie sieben Jahre alt war. Der Vater vergiftet sich im hohen Alter von 88 Jahren. Ein Stiefbruder aus der zweiten Ehe ihres Vaters nahm sich als Erwachsener das Leben. Sie selbst fürchtet, dass das vom Bundesverfassungsgericht eingeräumte Recht, Hilfe beim Freitod in Anspruch nehmen zu dürfen, wieder eingeschränkt werden könnte, und will nicht länger warten.

2021–096/Fall Klaus J.

> **Alter:** 94
> **Beruf:** Filmautor
> **Beweggrund:** Lebenssattheit

Die Familie, die Hausärztin wie auch weitere unmittelbare Nachbarn wissen seit einiger Zeit von Herrn J.s Freitodwunsch und zeigen Verständnis. Schnell berichtet J., dass seine letzte Leidenschaft Essen ist, aber aufgrund massiver Magenprobleme tagelang mit Durchfall, Verstopfung und starken Magenschmerzen zu kämpfen hat, wenn er gegessen hat. Er wiegt nur noch 40 kg bei einer Größe von 1,80 m. J. beschreibt seinen weiteren Gesundheitszustand als »halb lahm, halb taub, halb blind«. Er kann nur noch höchstens eine Stunde lesen und nur noch begrenzt fernsehen. Seit ca. einem Jahr ist der Großstädter in fast allem auf die Hilfe seiner Tochter und Enkel angewiesen. Früher war der Akademiker als Filmautor tätig. Seine Frau ist vor elf Jahren verstorben – nach 50 Jahren glücklicher Ehe. Das Verhältnis zu seiner Tochter und den drei Enkelkindern ist gut. Nicht zuletzt, weil seine Mutter im Alter von 96 Jahren eine schmerzhafte Art gewählt hatte, ihr Leben zu beenden, will er es anders angehen und sucht den Kontakt zur DGHS. Ende November kann er begleitet seinen Freitod vollziehen.

2021–097/Fall Rolf B.

> **Alter:** 81
> **Beruf:** Leiter einer Kreissparkasse
> **Beweggrund:** Lebenssattheit

Der 81-jährige Rolf B. lebt in einer ostdeutschen Großstadt, im Berufsleben war er viele Jahre Leiter einer Kreissparkasse. Er hat zwei jüngere Schwestern und blieb immer Junggeselle. Er war Zeit seines Lebens beruflich, privat und gesellschaftlich sehr aktiv, ist sehr viel gereist, hat im Rentenalter Südafrika als seine zweite Heimat für sich entdeckt, wo er jedes Jahr sechs Monate verbrachte. B. hat sich seinen Freitodentschluss seit etwa zwei Jahren reiflich überlegt und wollte sich dazu auch die Zeit nehmen. Er berichtet über einen mittlerweile sehr eingeschränkten Lebensalltag und damit einen erheblichen Verlust an Lebensqualität. Er ist auf den Rollator angewiesen, kann keine Gehstrecken überwinden und hat Gedächtnisverlust. Nach seiner Einschätzung bringen Ergo- und Logopädie keine besondere Besserung. Seine Immobilität empfindet B. als einen besonders großen Verlust an Lebensqualität. Es gibt eine Alltagsbegleiterin und seine Nichte und deren Familie, in deren unmittelbaren Nachbarschaft er seit einigen Jahren wohnt. Noch Ende November will er sich aus diesem Dasein verabschieden.

2021–098/Fall Marianne Sch.

> **Alter:** 92
> **Beruf:** Krankenschwester
> **Beweggrund:** multiple Erkrankungen

Marianne Sch. ist ledig und kinderlos. Ihr Zwillingsbruder, zu dem sie einen intensiven Kontakt pflegte, ist vor zwei Jahren verstorben. Sie hat noch eine Schwester, die in einem Altenheim im Harz lebt, zu der sie aber schon Jahrzehnten keinen Kontakt mehr hat. Mit einem Neffen in Norddeutschland telefoniert sie zu Geburtstagen und zu Weihnachten. Weitere Verwandte hat bzw. kennt Frau Schönwald nicht. Nach einem Volksschulabschluss lernte sie Krankenschwester. Sie war Ende der 50er Jahre zwei Jahre in Kanada und ist anschließend als Krankenschwester vier Jahre zur See und um die Welt gefahren. Sie spricht mehrere Sprachen, zuletzt hat sie bis zum Rentenalter in der Altenhilfe gearbeitet. Inzwischen häufen sich die Krankheiten: Asthma, Arthrose, Rheuma, eine chronische Entzündung der Speiseröhre. Ihre Beine sind so schwach, dass sie sich nur mit dem Rollator in ihrer Wohnung bewegen kann, die Schwelle zum Balkon schafft sie nicht. Was bleibt, ist das Fernsehen. Sie verfolgt das politische Geschehen lebhaft, hat sich über die einschränkende Gesetzgebung im Jahr 2015 aufgeregt und mittlerweile zwei missglückte Suizidversuche hinter sind. Ihr Leben empfindet sie als nicht mehr lebenswerte. Ende November wird sie es mit Unterstützung durch den vermittelten Arzt selbstständig beenden.

2021–099/Fall Rolf R.

> **Alter:** 88
> **Beruf:** selbstständiger Kaufmann
> **Beweggrund:** Blasenkrebs/starke Atemnot/chronische, starke Schmerzen

Rolf R. hatte zunächst nach der Mittleren Reife eine kaufmännische Ausbildung absolviert und war zehn Jahre angestellt tätig, bevor er eine eigene Firma gründete. Er ist in einer süddeutschen Großstadt zuhause. Es gibt zwei Söhne. Seine Frau, die an Demenz erkrankte, ist kürzlich nach einem Sturz verstorben. Er hat sie vier Jahre lang zuhause gepflegt, dann musste sie doch ins Pflegeheim, wo sie weitere vier Jahre verbrachte. Er selbst hat einen Blasenkrebs überstanden, nach drei Bandscheibenoperationen sind ihm Rückenschmerzen geblieben. Dazu kommen weitere Beschwerden wie ein stetes Brummen im Kopf, dessen Ursache nicht geklärt werden kann. Schnell gerät er in Atemnot. Mittlerweile ist sein Alltag geprägt von den Gebrechen, versorgt wird der 88-Jährige durch die beiden Söhne. Bekannte sind längst gestorben. Der Gedanke an einen selbstbestimmten Abschied beschäftigt ihn schon länger, doch zu Lebzeiten seiner Frau wollte er sich nicht einfach »davonstehlen«. Nun hält er den richtigen Zeitpunkt für gekommen, es ist Ende November.

2021–100/Fall Waltraud L

> **Alter:** 92
> **Beruf:** Einzelhandelskauffrau
> **Beweggrund:** multiple Erkrankungen

Waltraud L. ist 92 Jahre alt und wird fast täglich von Schmerzen geplagt. Sie will ihr Leben selbstbestimmt beenden, nachdem sie bei ihrem Mann miterlebte, dass auch in einem Hospiz nicht bis zuletzt geholfen werden kann. Nach seinem Tod 2005 trat sie deshalb vorsichtshalber in die DGHS ein. Inzwischen lebt sie in einer Senioreneinrichtung in einem kleineren Ort in Westdeutschland, die langjährige Pflege ihres Mannes hat auch ihren Gesundheitszustand strapaziert. Bei der diagnostizierten *Lumboischialgie* handelt es sich um Schmerzen im unteren Rücken, die typischerweise in ein Bein ausstrahlen (manchmal auch in beide Beine). Häufigste Ursache ist ein Bandscheibenvorfall in der Lendenwirbelsäule. Bei ihr kommen Arterienverschlüsse und eine Harn- und Stuhlinkontinenz hinzu. Die frühere Einzelhandelskauffrau hängt nur noch an ihrem Dackel, am Leben schon lange nicht mehr. Ende November darf sie gehen.

2021–101/Fall Gerta C. & 2021–102/Fall Ingrid D. (Doppelbegleitung)

> **Alter:** 81
> **Beruf:** Arbeiterin in Papierfabrik
> **Beweggrund:** multiple Erkrankungen
> * * *
> **Alter:** 76
> **Beruf:** Hotelfachfrau
> **Beweggrund:** Makuladegeneration

Ende November will Gerta C. gemeinsam mit ihrer Lebenspartnerin selbstbestimmt gehen. Nach einem Volksschulabschluss begann sie eine Ausbildung als Schwesternschülerin, die sie nach drei Jahren abbrach, und ging zurück in ihr Elternhaus in einem Ort in Westdeutschland. Sie arbeitete dann in der örtlichen Papierfabrik in der Fertigung. Ans Heiraten hat sie nie gedacht. Sie lebte 30 Jahre mit einer Frau und deren fünf Kinder. Zuletzt pflegte sie ihre Partnerin, bis diese starb. Dann lernte sie Ingrid D. kennen, mit der sie vor 17 Jahren einen gemeinsamen Haushalt bezog. C. hat viele alte Menschen kennengelernt, für sie selbst kommt ein abhängiges Leben nicht in Frage. Die 81-Jährige hat stets ihre Angelegenheiten selbst entschieden und will sich auch auf diese Weise verabschieden. Jetzt hält sie den richtigen Zeitpunkt für gekommen. Ihr Bruder, der einzige Verwandte, soll ausdrücklich nicht benachrichtigt werden.
Ingrid D. ist 76 Jahre alt. Ihr Ehemann und ihr Sohn leben nicht mehr. Es gibt noch eine Tochter, zu der nur ein loser Kontakt besteht. Die Wohngemeinschaft mit C., die seit 17 Jahren besteht, gibt ihr Halt. Die ehemalige Hotelfachfrau und langjährige Hausfrau, leidet an der Augenkrankheit Makuladegeneration im fortgeschrit-

tenen Stadium und ist mittlerweile fast völlig blind. Immer wieder hat sie sich damit auseinandergesetzt, selbstbestimmt aus dem Leben zu gehen. Bereits vor zehn Jahren hat sie ihre Bestattung geregelt. Als sie von dem Urteil des Bundesverfassungsgerichts (Februar 2020) hört, ist sie sehr erleichtert und nimmt mit Hilfe ihrer Tochter Kontakt zur DGHS auf. Bei der Freitodbegleitung selbst soll die Tochter nicht dabei sein.

2021–103/Fall Andrea L.

Alter: 61
Beruf: Verkäuferin
Beweggrund: ALS

Andrea L. die in einer süddeutschen Kleinstadt lebt, begründet ihren Freitodwunsch mit dem schnellen Fortschreiten der ALS-Krankheit. Diese sei 2018 diagnostiziert worden und habe sich zunächst nur allmählich verschlimmert, so dass sie noch ein selbstständiges Leben habe führen können. Seit Anfang dieses Jahres (2021) habe sie nun aber immer mehr Unterstützung gebraucht. Mittlerweile könne sie durch ihre motorischen Einschränkungen gar nichts mehr tun. Die Schwierigkeiten beim Sprechen hätten sich sehr verschlechtert, so dass sie sich kaum mehr unterhalten könne. So wolle sie nicht mehr weiterleben. Hinzu käme, dass sie sich vor einem »natürlichen« Tod fürchte, denn das wäre wohl ein Tod durch Ersticken. Sie ist jetzt 61 Jahre alt. Nach einem Volksschulabschluss war sie als Verkäuferin für Bekleidung tätig, später auch als Lageristin und im Kosmetikbereich. Die beiden Kinder sind längst aus dem Haus, mit ihrem Mann hat sie sich auseinandergelebt. Das Einfamilienhaus ist zu groß für sie allein. Pflegedienst und Freunde kümmern sich um sie. Die Voraussetzungen für eine Freitodbegleitung sind gegeben, Anfang Dezember kann diese stattfinden.

2021–104/Fall Brigitte K.

Alter: 83
Beruf: MTA
Beweggrund: Zustand nach Schlaganfall

K. stammt aus einer Diplomatenfamilie, so hat sie bereits als Kind viele Länder kennengelernt. Sie ist so zu einer optimistischen, aktiven und weltoffenen Frau herangewachsen. Sie war erfolgreich im Beruf als medizinisch-technische Assistentin (MTA), zuletzt als Laborleiterin, und führte ein selbstbestimmtes Leben. Ihr Hobby, das Segeln, hat sie intensiv betrieben. Sie segelte bei Regatten in ihrem Verein mit, besaß lange Zeit ein eigenes Boot. Frau K. ist geschieden, hat einen Sohn und lebt jetzt in seiner Nähe in einem Pflegeheim in einem kleineren Ort in Baden-Württemberg. Der Gedanke an ein selbstbestimmtes Lebensende entwickelte sich aus einer fortschreitenden und für K. unerträglichen Verschlechterung der Lebensqualität in Folge eines zweiten Schlaganfalls, den sie im Jahr 2010 erlitt. Seitdem hat sie einen Schwerbeschädigtengrad von 90 Prozent. Sie kann sich nur noch mühsam mit Hilfe eines Rollators fortbewegen. Ihr Aktionsspielraum beschränkt sich auf das Pflegeheim. Sie leidet zudem unter ständigen Schmerzen u. a. aufgrund von Polyarthrosen. Weiter quälen sie Schwindelattacken. Ganz besonders leidet sie unter der fortschreitenden Makuladegenration. Auf einem Auge ist die 83-Jährige bereits blind. Seit 2019 ist sie zum Sterben entschlossen. In dem Pflegeheim soll die Freitodbegleitung auf ihren Wunsch hin nicht stattfinden. Es kommt die Wohnung eines guten Bekannten in Betracht, in der Anfang Dezember Frau K. ihr Leben beendet.

2021–105/Fall Uwe I.

> **Alter:** 83
> **Beruf:** Volkswirt, Geschäftsführer
> **Beweggrund:** beginnende Demenz

Der 83-jährige Uwe I. begründet seinen Freitodwunsch mit der Angst, völlig dement zu werden und möchte vorher »den Absprung schaffen«, um die Phase des »Sich-Verlierens« nicht erleben zu müssen. Sowohl sein Vater als auch seine (bereits verstorbene) Schwester seien im Alter dement geworden. Ihr Zustand stehe ihm vor Augen, argumentiert er. So möchte er nicht werden. Subjektiv merkt er den geistigen Verfall. Deshalb sei er jetzt auch auf die Unterstützung seiner Lebensgefährtin angewiesen, die ihm Schriftverkehr, Verwaltungsarbeiten etc. abnehme. Das Ende stehe jetzt vor der Tür. Er blickt auf ein reiches, schönes Leben zurück. Mit der Noch-Ehefrau und den drei Kindern hat er guten Kontakt. Der Schlosser und später studierte Volkswirt war als Geschäftsführer in einem internationalen Betrieb tätig. Dem geistigen Verfall und einer programmierten Pflegebedürftigkeit möchte er unbedingt zuvorkommen. Und das tut er Anfang Dezember 2021 in seinem Zuhause in einer süddeutschen Großstadt.

2021–106/Fall Helga D.

> **Alter:** 86
> **Beruf:** Verwaltungsangestellte
> **Beweggrund:** Skoliose und Arthrose, Lebenssattheit

Frau D. hatte kein leichtes Leben. Ihre Eltern ließen sich scheiden, als sie erst sechs Jahre alt war. Die Mutter schlug zu, bis schließlich auch deren neuer Mann Reißaus nahm. Mit 17 Jahren konnte sie den familiären Verhältnissen entkommen, lernte Verwaltungsangestellte und flüchtete sich mit 20 Jahren in eine Ehe. Sie bekam zwei Söhne. Ihr Mann starb bereits mit 37 Jahren an Krebs. Ein neuer Lebensgefährte litt an Multipler Sklerose, so dass sie diesen viele Jahre lang pflegte. Nach dessen Tod im Jahr 1988 gab es noch einen weiteren Lebensgefährten, der inzwischen nach einer Demenzerkrankung ebenfalls verstorben ist. Mittlerweile ist Frau D. 86 Jahre alt. Seit Jahren leidet sie an Skoliose und Arthrose. Ihr Alltag ist sehr mühsam für sie geworden. Aus den Pflegeheimen, in denen sie zu Besuch war, hat sie unschöne Bilder von fixierten und künstlich ernährten Patienten vor Saugen. So will sie keinesfalls enden und ist dankbar, dass ihr die Möglichkeit eines begleiteten Freitodes offensteht. Sie bespricht ihr Vorhaben ausführlich mit den beiden Söhnen, Geschwister hat sie nicht, und plant das Sterben für Anfang Dezember.

2021–107/Fall Yvonne S.

Alter: 38
Beruf: Altenpflegehelferin
Beweggrund: multiple Erkrankungen

Bereits im Alter von 24 Jahren hat die alleinerziehende Altenpflegerin Yvonne S. massive körperliche Beschwerden. Sie ist geschwächt, die Beine gehorchen ihr nicht. Die Ärzte tippen schließlich auf ein Chronisches Fatigue-Syndrom. Als Ursache wird Jahre später eine unerkannte Borreliose-Infektion vermutet. S. lebt im ländlichen Raum in Ostdeutschland, für die Betreuung ihrer zwei Töchter erhält sie Unterstützung vom Jugendamt. Sie ist mittlerweile erwerbseingeschränkt, erhält eine Rente und hat Pflegegrad 2. Im Jahr 2018 erleidet sie, die sich kaum bewegt und übergewichtig ist, mehrere Bandscheibenvorfälle. Insgesamt geht es ihr mittlerweile noch schlechter, sie hat Kopfschmerzen und Schwindel. Ihre Beine kann sie nicht mehr bewegen, spürt ihre Zehen nur noch kalt. Sie empfindet ihre Situation als entwürdigend und leidet darunter. Mit 38 Jahren nimmt sie Kontakt zu einer Pastorin auf, um sich taufen zu lassen, dann zur DGHS. Anfang Dezember wird sie im Beisein ihrer Töchter und ihrer Eltern versterben.

2021–108/Fall Ilse W.

Alter: 82
Beruf: Angestellte Hoch/Tief
Beweggrund: Lungenemphysem/Bronchitis

Anfang Dezember stirbt Ilse W. (82). Die ehemalige Angestellte Hoch/Tief lebt in einer westdeutschen Großstadt. Zu schaffen machen ihr mittlerweile vor allem ein Lungenemphysem und Bronchitis. Nach drei überstandenen Lungenentzündungen ist sie lebensüberdrüssig geworden. Sie leidet an chronischem Schwindel, defekten Herzklappen und schmerzhafter Arthrose. Mit ihrer Tochter hat sie wiederholt über ihren Sterbewunsch gesprochen. Diese heißt den Wunsch ihrer Mutter nicht für gut, hat ihr aber dennoch versichert, ihr beizustehen. Bereits seit Anfang der achtziger Jahre ist Frau W. Mitglied der DGHS und hofft nun, bei ihrem Freitodwunsch professionell unterstützt zu werden. Zunächst informiert sie sich beim Beratungstelefon Schluss.PUNKT und bringt dann einen ausführlichen Antrag auf den Weg. Anfang Dezember leitet sie ihr selbstbestimmtes Sterben im Beisein der Helfenden ein.

2021–109/Fall Rainer S.

> **Alter:** 77
> **Beruf:** Arzt
> **Beweggrund:** Zustand nach schwerem Schlaganfall/Aphasie

Bis zu seinem Schlaganfall war Rainer S. noch engagiert als Vertretungsarzt im norddeutschen Raum tätig. Zuvor hatte er eine eigene Arztpraxis. Er ist 77 Jahre alt. Seit Jahren ist er entschlossen, sein Leben selbst zu beenden, falls es für ihn nicht mehr lebenswert ist. Die Folgen des Schlaganfalls machen es ihm unmöglich, das Vorhaben ohne Hilfestellung auszuführen. Er hat zwei erwachsene Söhne, die er bei seinen Überlegungen hinzuzieht. Ein befreundeter Arzt würde ihm helfen, dennoch ist die Hinzuziehung eines von der DGHS vermittelten Helfer-Teams gewünscht. Anfang Dezember darf er sein Leben beenden. Fünf Minuten, nachdem er die Infusion aufgedreht hat, protokollieren die Helfer bereits den Atemstillstand. Die regionale Kriminalpolizei kann verständigt werden.

2021–110/Fall Teresa Sch.

> **Alter:** 88
> **Beruf:** Sekretärin
> **Beweggrund:** AMD/Gonarthrose

Frau Sch. hat zeit ihres Lebens musiziert. Es schmerzt sie, dass sie wegen der zunehmenden Erblindung und der Arthrose nicht mehr Klavier spielen kann. Aber auch sonst bleibt kaum Lebensqualität. Die 88-Jährige fürchtet zudem, in absehbarer Zeit zum Pflegefall zu werden und dann von Versorgung durch Fremde abhängig zu werden. Mit mehreren Schreiben wendet sie sich an die DGHS. Bei dem persönlichen Gespräch, das zur Abklärung in ihrer Wohnung stattfindet, sind ihre beiden erwachsenen Söhne dabei. Sch. war die älteste von sechs Geschwistern, ist sehr katholisch geprägt und durfte das Konservatorium besuchen, doch um weiterführend die Musikhochschule zu besuchen, fehlten der Familie die Mittel. Sie arbeitet als Sekretärin und Stenotypistin. In ihrer 30-jährigen Ehe, die sie als sehr glücklich bezeichnet, verdiente sie Geld dazu, in dem sie Klavierstunden gibt. Mit ihrem Mann, der 2018 nach einer Parkinsonerkrankung starb, hat sie oft über das Thema selbstbestimmtes Sterben gesprochen und trat deshalb 2018 der DGHS bei. Ein Vortrag des kritischen Theologen Hans Küng, den sie vor 30 Jahren hörte, hat sie nachhaltig beeindruckt. Nun ist sie entschlossen zu gehen und tut dies Anfang Dezember in ihrer Wohnung in einem mittelgroßen Ort in Westdeutschland.

2021–111/Fall Martin S.

> **Alter:** 60
> **Beruf:** Diplomingenieur
> **Beweggrund:** Multisystematrophie

Martin S. begründet seinen Freitodwunsch mit den schon bestehenden und noch zu erwartenden starken Einschränkungen aufgrund seiner neurologischen Erkrankung, einer sog. Multisystematrophie. Das ist eine atypische Parkinsonerkrankung. Gehen kann der 60-Jährige nur noch mit Hilfe eines Rollators, in Kürze muss ein Treppenlift eingebaut werden. Die Motorik der Hände lässt nach, handschriftliches Schreiben ist nicht mehr möglich. Als besonders schlimm empfindet er das Nachlassen der Sprechfähigkeit, gegen das er mit logopädischem Training anzukämpfen versucht. S. ist Mitglied einer Selbsthilfegruppe von Betroffenen und deren Angehörigen, die sich zurzeit regelmäßig online trifft. Einerseits empfindet S. es als tröstlich, sich austauschen zu können. Andererseits hat er dabei aber auch vor Augen, wie schlimm und schnell der Verfall des Körpers bei dieser Krankheit ist. Er kann und will das nicht bis zum Schluss durchstehen. S., studierter Diplom-Ingenieur, war bis vor wenigen Monaten noch als Projektmanager tätig. Er lebt mit seiner Frau in einem kleinen Ort in Süddeutschland, zwei der drei Kinder sind noch im Haushalt. Seiner Frau graut vor dem geplanten Sterben ihres Mannes, wird dessen Entscheidung aber mittragen. Anfang Dezember ist es so weit.

2021–112/Fall Gisela L. & 2021–113/Fall Karl Heinz L. (Doppelbegleitung)

Alter: 87
Beruf: Anwaltsgehilfin
Beweggrund: multiple Erkrankungen
* * *
Alter: 91
Beruf: selbstständiger Handelsvertreter
Beweggrund: Polyneuropathie

Es wird eine Doppelbegleitung Anfang Dezember. Gisela L. ist es dringend. Sie sei chronische Schmerzpatientin, schreibt sie an die DGHS-Geschäftsstelle. Die 87-Jährige, die mit ihrem Ehemann in einer westfälischen Großstadt zuhause ist, leidet an multiplen Erkrankungen. Vor allem sind es die Arthrose, Osteoporose und Fibromyalgie, die ihr zu schaffen machen. Nach einer Hüft-Operation ist ein Fuß steif geblieben, so dass die Sturzgefahr bei ihr hoch ist. Trotz Rollator erleidet sie mehrfach Knochenbrüche nach Stürzen. Ihr Sterbewunsch sei seit Jahren existent und gut überlegt.
Herr L. ist bereits 91 Jahre alt. Auch seine Krankheitsliste ist lang. Er wird täglich schwächer, diverse Operationen liegen hinter ihm. Hinzu kommt eine Polyneuropathie in beiden Füßen, die ihn nur unsicher laufen lassen. Er stürzt immer wieder. Beruflich war Karl Heinz L. nach einem Volksschulabschluss als selbstständiger Handelsvertreter im Einsatz. Seit Jahrzehnten schon ist er Mitglied in der DGHS. Gemeinsam mit seiner Frau möchte er sich nun aus dem für ihn quälend gewordenen Leben verabschieden, der Patensohn soll am Tag der organisierten Freitodbegleitung neben den beiden Helfern bei ihnen sein. Anfang Dezember kann das Ehepaar gehen.

2021–114/Fall Regina W.

> **Alter:** 72
> **Beruf:** Taxifahrerin
> **Beweggrund:** COPD Stadium IV

Regina W. war als Taxifahrerin in einer ostdeutschen Großstadt tätig. Ihr Studium hatte sie nicht abgeschlossen, als sie in die Großstadt kam. Sie ist kinderlos geblieben, war ein paar Jahre verheiratet, heute lebt sie mit einem Lebensgefährten zusammen. Bereits seit 13 Jahren macht ihr die schwere Lungenkrankheit COPD zu schaffen. Inzwischen kann und will sie nicht mehr. Sie ist erst 72 Jahre alt, ein Sauerstoffgerät ist ihr ständiger Begleiter. Die Wohnung hat sie bereits seit drei Monaten nicht mehr verlassen. Ihr ist bewusst, dass eine Besserung der gesundheitlichen Situation nicht mehr eintreten wird. Sie blickt auf ein spannendes Leben zurück, vor allem die 70er und 80er Jahre sind ihr nachhaltig im Gedächtnis. Doch nun wirbt sie bei ihrem Lebensgefährten um Verständnis für ihren Wunsch nach Beendigung ihres Lebens. Schweren Herzens kann dieser den Schritt akzeptieren. Für Anfang Dezember wird der entsprechende Termin vereinbart.

2021–115/Fall Sebastian G.

> **Alter:** 67
> **Beruf:** Dipl.-Pädagoge, Berater und Coach
> **Beweggrund:** Halbseitenlähmung, Zustand nach Hirnblutung

Nach einer ersten Hirnblutung im Jahr 2014 hatte sich Sebastian G. noch mit viel Elan und Sport zurück ins Leben gekämpft. Doch die Folgen eines Schlaganfalls im Jahr 2019 und einer weiteren Hirnblutung im Mai dieses Jahres lassen sich nicht mehr in den Griff bekommen. Er ist halbseitig gelähmt, spricht nur noch sehr leise und kaum verständlich.

Doch sein Wille ist eindeutig: Ein so fremdbestimmtes Leben ist für ihn nicht mehr lebenswert. Die Ehefrau und seine Schwester bestätigen entsprechende früher so geführte Gespräche. Der Dipl.-Pädagoge, Berater und Coach, der in einem kleineren Ort in Süddeutschland wohnt, ist erst 67 Jahre alt. Mit der einzigen Tochter ist das Verhältnis gut, sie erwartet demnächst ein Kind. Bei einem Reha-Aufenthalt war ihm klar geworden, dass sich sein Zustand nicht mehr bessern wird, er bedrängt seine Frau, Möglichkeiten der Sterbehilfe zu recherchieren. Alternativen wie das sog. Sterbefasten kommen für ihn nicht in Frage. Er wird also Anfang Dezember selbst seinen Abschied auslösen.

2021–116/Fall Paul H.-S.

> **Alter:** 71
> **Beruf:** Studienrat
> **Beweggrund:** ALS im Endstadium

Anfang des Jahres 2018 bemerkt Paul H.-S. erste Probleme mit der Feinmotorik. Als er im Oktober wieder beim Arzt ist, diagnostiziert dieser eine ALS. Frühzeitig ist H.-S. klar, dass er diese unheilbare Erkrankung nicht bis zum bitteren Ende durchstehen will. Mittlerweile hat sich für den 71-jährigen Studienrat seine Situation bereits massiv verschlechtert. Er ist auf Unterstützung durch eine 24-Stunden-Pflegekraft angewiesen. Sein Hausarzt und die neurologische Station der zuständigen Klinik informieren ihn ausführlich über palliativmedizinische Möglichkeiten, doch die sind für ihn keine Option. Er möchte zuhause versterben. Aus einer Ehe, die Frau war relativ früh verstorben, gibt es eine Tochter. Mit ihr und seiner neuen Lebenspartnerin hat er lange gesprochen, bis beide bereit waren, seine Entscheidung zum selbstbestimmten Sterben mitzutragen. Mitte Dezember soll es in seiner Wohnung in einer ostdeutschen Großstadt so weit sein.

2021–117/Fall Harald Z.

Alter: 58
Beruf: Diplomkaufmann, Geschäftsführer
Beweggrund: Parkinson

Herr Z. leidet an Parkinson. Nach einem missglückten Suizidversuch im Oktober mit einem Medikament, das ein Bekannter beschafft hatte, ist sein Zustand noch deutlich schlechter geworden. Er hat tagsüber On-/off-Phasen, sackt unvermittelt weg. Sein Gedächtnis ist deutlich schlechter geworden, er hat Gleichgewichtsstörungen. Er ist 58 Jahre alt, aus einer früheren Ehe gibt es zwei Söhne. Beruflich war der Diplomkaufmann als Geschäftsführer in einer süddeutschen Großstadt tätig. Seine Lebensgefährtin versorgt ihn. Sollte dies nicht mehr ausreichen, will er nicht mehr leben. Eine Versorgung im Pflegeheim oder in einem Hospiz kann er sich nicht vorstellen. Z. hat das abschreckende Bild seines Vaters vor Augen, der ebenfalls an Parkinson leide, seit sechs Jahren bettlägerig und dement sei und rund um die Uhr betreut werden müsse. In eine solche Lage wolle er selbst keinesfalls geraten. Auch berichtet er, dass zwei gute Bekannte aus der Parkinson Selbsthilfegruppe von heute auf morgen zum Pflegefall wurden. Er hat bereits seine persönliche Habe größtenteils weggegeben und ist zum Abschied entschlossen. Mitte Dezember geht er – selbstbestimmt.

2021–118/Fall Gertrud M.

Alter: 80
Beruf: Sekretärin
Beweggrund: multiple Erkrankungen

Gertrud Maria M. lebt in einem Pflegeheim in einer norddeutschen Großstadt, nur mit ihrer einzigen Tochter ist sie in einem engen Kontakt. Zum Ex-Mann und zum Bruder besteht kein Kontakt. Vor fünf Jahren hatte sie eine schwere Herz-Operation nach Vorhofflimmern, von der sie sich nicht mehr richtig erholt hat. Sie leidet an

Gangunsicherheit und Schwindel. Aufgrund von Osteoporose stürzt sie häufig. Hinzu kam Ende 2019 ein Darmverschluss, der operiert wurde. Es folgten ein kleiner Schlaganfall und eine Zeit im künstlichen Koma auf der Intensivstation. Im Sommer 2020 stürzt sie erneut – Oberschenkelhalsbruch! Zurzeit bewegt sich die ehemalige Sekretärin nur am Rollator in ihrem Zimmer. Ein gutes Jahr hat sie sich nun bemüht, ihrem Dasein im Pflegeheim etwas abzugewinnen, aber nun will sie nicht mehr. Sie bemüht sich um eine Freitodbegleitung. Ihre Tochter soll für sie eine Ferienwohnung anmieten, damit die Begleitung nicht im Pflegeheim durchgeführt werden muss. Zudem fürchtet sie Widerstand gegen ihren Entschluss. Ein Termin wird mit den von der DGHS vermittelten Helfern für Mitte Dezember verabredet. Sie ist 80 Jahre alt geworden.

2021–119/Fall Ursula D.

> **Alter:** 90
> **Beruf:** Sekretärin
> **Beweggrund:** multiple Erkrankungen

Mitte Dezember will Ursula D. selbstbestimmt sterben. Sie hat das Gefühl, nur noch in ihrem Zimmer vor sich hin zu leben und auf den Tod zu warten. Mittlerweile ist sie 90 Jahre alt, hat Pflegestufe 3, muss gewickelt und versorgt werden. Sie empfindet ihr Dasein als Qual und unwürdig. Seit 27 Jahren trägt sie einen Herzschrittmacher, Beinödeme und ein unstillbarer Juckreiz an Armen und Beinen strapazieren sie.

Bereits seit 30 Jahren ist die frühere Sekretärin Mitglied in der DGHS. Mit ihrer Tochter und der Enkeltochter, einer Fachärztin für Anästhesie, bespricht sie ihren Entschluss, den beide verstehen. Die Freitodbegleitung wird Mitte Dezember in ihrem Pflegeheim in einer norddeutschen Großstadt stattfinden können, die Heimleitung hat ihre Bereitschaft, dies zu tolerieren, bereits signalisiert.

2021–120/Fall Kathy W.

> **Alter:** 50
> **Beruf:** Lehrerin
> **Beweggrund:** Krebs

Der Krebs hat bei Kathy W. die Lebenspläne gehörig durchkreuzt. Die Lehrerin ist erst 50 Jahre alt. Mit 31 Jahren war sie bereits an Leukämie erkrankt. Nach einer strapaziösen Chemotherapie gelingt es ihr, als Lehrerin wieder beruflich einzusteigen und ihre sportlichen Hobbys Kajakfahren, Reiten und Wandern zu pflegen. 2006 schenkt die verheiratete Frau einem Sohn das Leben, doch nur sechs Jahre später eine neue schlimme Diagnose: Eierstockkrebs. Wieder folgen Chemotherapien und die gedankliche Auseinandersetzung mit dem Tod. Sie schafft es zunächst, wieder arbeiten zu können. Sie tritt 2016 in die DGHS ein. Im März dieses Jahres wird bei einem Zufallsbefund ein Tumor im Kleinhirn festgestellt. Er wird entfernt, kurze Zeit kann sie am Leben wieder teilhaben. Doch ihre Situation verschlechtert sich. In einem Krankhaus will sie nicht sterben. Ende Dezember setzt sie ihrem Leiden ein selbstbestimmtes Ende.

11 Fallbeschreibungen

11.1 Zehn exemplarische Anträge

Nachfolgend dokumentieren wir zehn beispielhafte Anträge, mit denen Mitglieder der DGHS um die Vermittlung einer Freitodbegleitung an einen dafür bereiten Arzt/eine Ärztin ersuchten. Den Anträgen, denen stattgegeben wurde, waren wie erbeten medizinische Befunde beigefügt. Anhand der Schilderungen werden die Fälle in der Geschäftsstelle der DGHS gesichtet und einer ausführlichen fachlichen Einschätzung auf Basis der Sicherheitskriterien unterzogen; ggf. werden fehlende Unterlagen nachgefordert und schließlich werden die bearbeiteten Antragsunterlagen an das FTB[2]-Team weitergeleitet. Aus den Reihen des Teams werden die Erstgespräche koordiniert, dessen Ergebnis die Voraussetzung für das weitere Vorgehen bildet. Immer wieder können Anträge auch zunächst hintangestellt werden, wenn ein rein prophylaktisches Motiv für die Antragstellung erkennbar ist oder vom Mitglied signalisiert wird. In der nachfolgenden Dokumentation sind die persönlichen Angaben und Daten anonymisiert, um den Persönlichkeitsschutz der betreffenden Personen zu gewährleisten. Rechtschreibung und Grammatik wurden, wo nötig, korrigiert.

Antrag 1/Brigitte B.

Antrag auf Vermittlung einer Freitodbegleitung durch die DGHS

Ich, Brigitte G., geb. (XX) in XX und Mitglied der DGHS, bitte um die Vermittlung eines zur Freitodbegleitung bereiten Arztes.

Mit dem Wunsch, durch Suizid aus dem Leben zu scheiden, beschäftige ich mich seit 1996. Damals platzte ein Hirnarterienaneurysma. Durch den Apoplex war ich zunächst rechtsseitig komplett gelähmt. Durch dreieinhalb Monate Rehabilitationsmaßnahmen in K. wurde ich so weit wiederhergestellt, dass ich bedingt gehfähig war. Ab diesem Zeitpunkt war ich nicht mehr berufsfähig. Ich hatte als Pharmazeutin in der Arzneimittelüberwachung durchgehend bis 1996 gearbeitet (jetzt Beamtin i. R.).

Durch die beim Gehen erforderlichen Hilfsbewegungen kam es 2011 zu einem sehr schmerzhaften Bandscheibenvorfall (zwischen 4. und 5. Wirbel) sowie zwei

---

2 Abk. Freitodbegleitung

weiteren Verwölbungen. Die Schmerzen wurden lange mit Fentanyl und einer Injektion unter Röntgenkontrolle behandelt. Durch eine intensive physiotherapeutische Behandlung (drei Mal pro Woche) kann ich mich jetzt wenigstens in der Wohnung mit Stock und Rollator bewegen. Immer wieder falle ich hin. Dieses Jahr habe ich schon drei Stürze hinter mit. Beim vorletzten Sturz musste ich zwei Meter zum Alarmknopf robben, wofür ich zwei Stunden brauchte. Die Vorstellung, dass ich ins Krankenhaus, womöglich in ein Pflegeheim muss, ist mir ein grauenhafter Gedanke. Ich war mein ganzes Leben immer sehr auf meine Selbstständigkeit bedacht und möchte keinesfalls von anderen Menschen abhängig sein.

Ich lebe alleine in meinem Haus. Die Treppen bewältige ich nur noch mit großen Schwierigkeiten. Dabei spüre ich eine fast tägliche Verschlechterung. Meine Kräfte lassen stetig nach. Mein äußerst liebenswerter Lebensgefährte ist seit zwei Jahren tot. Mit ihm habe ich viele Reisen unternommen. Auch viele meiner Freunde sind schon tot, so dass es einsam um mich herum wird.

Mit dem Sterben und dem Thema Freitod habe ich mich immer wieder beschäftigt. Ich habe auch erwogen, es meiner Freundin gleichzutun. Sie hat starke Schlafmittel genommen und sich dann in die volle Badewanne gelegt, so dass sie im Schlaf ertrank. Einzig der Gedanke, dass dies misslingen könnte und ich mit schweren Schäden dahinvegetieren müsste, hat mich bisher davon abgehalten. Der Gedanke, durch Freitod aus dem Leben zu gehen, begleitet mich aber ständig. Ich ringe nicht mit ihm, sondern bin fest entschlossen.

Eine palliativmedizinische Behandlung oder das Hospiz kommen für mich nicht in Frage, denn dann befände ich mich bereits in einem Stadium, in dem ich von anderen abhängig wäre.

Meinen Vorsatz, mit einer Freitodbegleitung aus dem Leben zu scheiden, habe ich autonom, d. h. ohne Einfluss anderer gefasst.

Die von den Religionen geforderten Glaubensinhalte widersprechen meinem Denken, also bilden sie auch kein Hindernis für meinen Freitodwunsch.

Meine Brüder und ihre Frauen sowie meine Freunde wissen von meinem Vorhaben und akzeptieren es. Meine beiden Brüder ziehen diesen Weg für sich selbst auch zu gegebener Zeit in Erwägung.

Ich hoffe sehr, Sie mit diesen Ausführungen überzeugt zu haben, so dass Sie mir einen zur Freitodbegleitung bereiten Arzt vermitteln.

Was die anfallenden Kosten anbelangt, so werde ich den gewünschten betrag umgehend überweisen, sobald Sie mir das dafür vorgesehene Konto nennen.

Für Ihre Mühe bedenke ich mich sehr herzlich und verbleibe mit freundlichen Grüßen
Brigitte G.

Antrag 2/Karin-A. und Alfred H.

Antrag auf Vermittlung einer Freitodbegleitung

Wir sind Mitglieder der DGHS seit 1991. Im Augenblick befinden wir uns in einem Seniorenheim in F. Grund für unseren Antrag ist die Tatsache, dass wir nach 63 Jahren gemeinsamen Lebens keine weitere Perspektive mehr für uns sehen und nur noch gemeinsam sterben wollen.

Die Krankenunterlagen von mir, Karin-A. H., liegen bei der Gesellschaft bereits vor. Ich bin 86 Jahre alt. Ich bin seit Jahrzehnten Schmerzpatientin und sitze seit fast zwei Jahren im Rollstuhl. Ich bin austherapiert, eine Besserung ist nicht mehr zu erwarten und das tägliche Leben ist für mich eine Qual.

Bei mir, Alfred H., liegen keine lebensbedrohlichen Krankheitsbilder vor. Allerdings sitze ich seit drei Jahren im Rollstuhl wegen Störungen im Bewegungsapparat. Ich bin 91 Jahre alt.

Wir sind seit 63 Jahren verheiratet, haben keine Kinder und keine Verwandten, zu denen Kontakt besteht. Wir haben nur uns, einer ist ohne den anderen nicht lebensfähig und lebenswillig.

Unser Sterbewunsch besteht seit über sechs Jahren. Wir haben es schon in Eigenregie versucht, es hat aber leider nicht geklappt. Das Letzte, was wir wollen, wäre der Umstand, dass einer von uns aufgrund einer akuten Krankheitssituation noch ins Krankenhaus oder gar in ein Hospiz kommt und wir dadurch voneinander getrennt werden. Das können und wollen wir nicht ertragen. Wir haben uns über unseren Sterbewunsch lange und ausführlich miteinander und mit einem Mitglied Ihrer Gesellschaft unterhalten. Unser Entschluss, gemeinsam aus dem Leben zu gehen und dafür eine professionelle ärztliche Freitodbegleitung in Anspruch zu nehmen, ist sehr gut überlegt und von mehrjähriger Dauer.
Wir bitten sehr herzlich darum, uns diesen letzten Wunsch zu erfüllen, gemeinsam aus diesem Leben scheiden zu dürfen.

(Datum im Juli 2020)
Karin-A. H., Alfred H.

Antrag 3/Barbara B.

Antrag auf assistierten Freitod/straffreie Beihilfe zum Suizid

Ich, Barbara B., geboren am XX in XX, seit (Datum im August 2019) in der Neurologischen Rehaklinik G., möchte hiermit bei Ihrer Organisation DGHS/Schluss.PUNKT meinen Antrag auf assistierten Freitod/straffreie Beihilfe zum Suizid stellen.

Am XX.XX.2019 erlitt ich als Beifahrerin auf einem Motorrad schwerste Verletzungen/Polytrauma im Rahmen eines Verkehrsunfalls. Mehrere Frakturen der Wirbelsäule mit Verletzungen des Rückenmarks, beiderseitige Rippenfrakturen, diverse Gesichtsschädel-Frakturen und andere führten zu einem Herz-Kreislauf-

Stillstand (siehe beiliegende Berichte). An der Unfallstelle erfolgte die Basisreanimation durch Laien und später die stationäre Versorgung mit mehreren Operationen im Klinikum K.

Mein Zustand konnte stabilisiert werden, jedoch erfolgte seither kein nennenswerter Rückgewinn der durch den Unfall und die Rückenmarkschädigung verloren gegangenen Funktionen. Ich leide an motoirischen Lähmungen beider Beine, beider Hände, teilweise der Atemmuskulatur, der Darm- und Blasenfunktion (Tetraplegie).

Von Beginn an wurde vonseiten der hiesigen Ärzte und Therapeuten keine Chance auf eine signifikante Besserung der betroffenen Funktionen für wahrscheinlich diagnostiziert. Für mich sehr erschwerend kommt hinzu, dass ich seit Beginn des Jahres 2020 unter zunehmender Schwäche leide. Mein Ernährungszustand ist trotz diverser von mir veranlasster Maßnahmen (hochwertige Nahrungsergänzungsmittel, Proteingabe etc.) schlecht: Mein Gewicht liegt bei 46 bis 48 Kilogramm bei einer Körpergröße von 174 cm. Hinzu kommen beinahe tägliche Systolen (d. i. Herzstolpern, die Red.) mit RR-Werten von 50/30 und darunter. Kleinste Anstrengungen führen zu schweren Schweißausbrüchen mit nachfolgendem Auskühlen des Körpers trotz warmer Bekleidung. Therapeutische Maßnahmen, Physiotherapie etc. müssen dann abgebrochen werden. Auch die Nahrungszufuhr selbst kleinster Portionen ist oft gefolgt von Schweißausbruch und Schwächeanfall und muss unterbrochen werden.

Meinen Zustand, der nun schon seit 14 Monaten so andauert, empfinde ich als extrem quälend, vor allem, weil es keine realistische Aussicht auf Besserung gibt.

Ich bin alleinstehend und kinderlos. Kontakt zu Verwandten besteht wenig. Mein Bruder A. kümmert sich gemeinsam mit seiner Frau und meinem Cousin H. um meine Wäsche, geschäftliche Dinge, Korrespondenz u. a., hat aber klar gesagt, dass eine spätere »Wohngemeinschaft« ausgeschlossen sei.

Die von mir bis zu meinem Unfall bewohnte Drei-Zimmer-Wohnung in K. liegt im zweiten Stock eines Mietshauses ohne Aufzug. Sie werde ich künftig nicht mehr bewohnen können. Ein Leben in einem Pflegeheim ist für mich ausgeschlossen, und eine Wohnungssuche (barrierefrei e5c.) gestaltet sich äußerst schwierig, auch weil ich nicht auf die erforderliche Unterstützung zurückgreifen kann.

Dieser letzte Punkt ist jedoch nur als marginal zu betrachten. Mein persönlicher Gesundheitszustand ist ausschlaggebend für meine Entscheidung, mein Leben beenden zu wollen. Für mich existiert keinerlei Perspektive auf eine lebenswerte Zukunft. Jeder Tag ist qualvoll für mich. Ich wünsche mir sehnlichst, morgens nicht mehr aufzuwachen. Trotzdem kämpfe ich weiterhin um eine weitergehende Genesung. Ich leide nicht an einer Depression, doch meine Zuversicht und meine Kräfte schwinden zusehends.

Mein Bruder sowie mein 89-jähriger Vater respektieren meine Entscheidung und haben bekundet, in einer vergleichbaren Situation genauso zu entscheiden. Meine Mutter ist vor über zehn Jahren verstorben. Ich habe ein erfülltes, interessantes und teilweise sehr anstrengendes Leben gehabt. Es war gekennzeichnet durch ein Höchstmaß an Selbstständigkeit, Unabhängigkeit und Aktivität. Es ist für mich unvorstellbar, in meinem von nun an herrschenden Zustand, etwas wie Lebensqualität und Lebensfreunde zu entwickeln oder zu empfinden. Ich lege Wert auf die

Feststellung, dass ich die Entscheidung, mein Leben beenden zu wollen nach reiflicher Überlegung und ohne Beeinflussung von außen getroffen habe.

Ich bitte Sie, meinen Antrag auf begleiteten Suizid baldmöglichst wohlwollend zu prüfen. Für Rückfragen steh ich selbstverständlich im Rahmen meiner Möglichkeiten zur Verfügung. Wegen meiner Lähmung habe ich den vorangegangenen Text meinem Cousin H. diktiert. Mein Bruder A. schickt den Antrag zusammen mit den vorhandenen Unterlagen an Ihre Organisation.

Mit freundlichen Grüßen
Ort XX (Datum im August 2020)
Barbara B.

Antrag 4/Friedrich B.

Antrag auf Vermittlung einer Freitodbegleitung

(Datum im September 2020)
Hiermit bitte ich, Friedrich B., geb. XX in Ort XX, um die Vermittlung eines zur Freitodbegleitung bereiten Arztes. Ich bin seit 1997 Mitglied in der DGHS (…).

Mit dem Wunsch, durch den Freitod aus dem Leben zu scheiden, beschäftige ich mich seit ca. 25 Jahren. Ich habe mich über das selbstbestimmte Sterben ausführlich informiert und bin mir über die Konsequenzen des Suizids voll bewusst.

Seit drei Jahren kämpfe ich mit einem Krebsleiden im Schädel, im Kiefer, im Schultergürtel, in der gesamten Wirbelsäule, im Rippenskelett, im Becken und in den Beinen. Alle medizinischen Maßnahmen haben mein Leiden nicht verbessern, sondern nur verlängern können. Dennoch war ich jederzeit willens, mich den medizinischen Behandlungen, die mir vorgeschlagen wurden, zu unterziehen. Eine Heilung bzw. eine dauerhafte Stabilisierung des derzeitigen Gesundheitszustandes ist aus medizinischer Sicht nicht mehr möglich. Die entsprechenden Arztberichte füge ich bei.

Zunehmend beeinträchtigen mich die mit der Erkrankung verbundenen Schmerzen. Kein Tag verläuft ohne erhebliche Schmerzen. Bewegungen werden hierdurch sehr erschwert. Zudem belasten mich seit geraumer Zeit starke Schwindelanfälle, weswegen ich kürzlich stürzte und mit einer Kopfverletzung in ein Krankenhaus eingewiesen wurde. Ein selbstbestimmtes Leben in meiner häuslichen Umgebung ist mir nicht mehr möglich, deswegen wurde ich kürzlich in das Haus der Altenpflege in L. eingewiesen.

Der Aufenthalt in einem Pflegeheim, in dem ich unter erheblichen Bewegungseinschränkungen mit schweren Schmerzen und Schwindelanfällen mein Dasein friste, entspricht in keiner Weise meiner Vorstellung von einem selbstbestimmten Leben. Ich war mein ganzes Leben immer sehr auf meine Selbstständigkeit bedacht und möchte keinesfalls von anderen Menschen abhängig sein. Meine Ehefrau K., wegen der ich nach L. gezogen bin, ist bereits vor vier Jahren verstorben. Da ich keine näheren Angehörige habe, ist eine Versorgung durch die Familie nicht gegeben. Es gibt nur eine Nichte, die in weiter Entfernung wohnt und zu der ich nur wenig Kontakt habe. Ein konkretes Gespräch zum Freitod habe ich mit ihr nicht geführt und wünsche dies auch explizit nicht.

Eine palliativmedizinische Behandlung erfolgt bereits bedingt durch das Palliative Netzwerk in L. Eine weitergehende palliativmedizinische Betreuung oder das Hospiz kommen für mich nicht in Frage, denn dann befände ich mich bereits in einem Stadium, in dem ich nicht mehr selbst Entscheidungen treffen kann, sondern von anderen abhängig wäre.

Meinen Vorsatz, mit einer Freitodbegleitung aus dem Leben zu scheiden, habe ich vollkommen autonom und wohlerwogen gefasst. Ich wurde in meiner Entscheidung von niemandem bedrängt, vielmehr habe ich diese Entscheidung vollkommen alleine bei klarem Bewusstsein getroffen.

Ich hoffe sehr, Sie mit diesen Ausführungen überzeugt zu haben, so dass Sie mir einen zur Freitodbegleitung bereiten Arzt vermitteln.

Was die anfallenden Kosten anbelangt, so werde ich diese umgehend überweisen, sobald Sie mir das dafür vorgesehene Konto nennen.

Für Ihre Mühe bedanke ich mich sehr herzlich und verbleiben mit freundlichen Grüßen
Friedrich B.

Antrag 5/Brigitte B.

Antrag auf Vermittlung einer Freitodbegleitung

Bezugnehmend auf unsere Gespräche bei Schluss.PUNKT und Ihr Schreiben hier mein Antrag auf Unterstützung beim Freitod. Mein Fall ist bereits Prof. R. bekannt, der mich als Klägerin beim Verwaltungsgericht Köln um Freigabe des Natrium-Pentobarbital zur Sterbehilfe vertritt. (Deshalb liegen Ihnen die Arztberichte bereits vor.) Ich bin seit über zehn Jahren Mitglied bei der DGHS. In einer Zeitschrift habe ich schon damals einen Bericht geschrieben, der vieles erklärt (unter einem Pseudonym). 2012 erkrankte ich an Krebs, Leiomyosarkom des Uterus. Ich hatte acht Rezidive, neun Operationen, Entfernung vieler Organe. Ich habe bleibende Beschwerden, insbesondere im Verdauungstrakt, da Magen und Darm auch von den Operationen betroffen waren.

Essen und Abführen ist ein täglicher Kampf. Ich werde hier nicht ins Detail gehen. Trotz Medikamenten habe ich Schmerzen unterschiedlicher Intensität, brauche auch Schlafmittel. Seit einigen Wochen sind die Schmerzen stärker, die mir Gehen, Sitzen, Liegen, alles zunehmend erschweren. Sogar das Lachen muss ich unterdrücken, weil alles (restliche) Zwerchfell massiv von den Schmerzen betroffen ist. Seit Jahren experimentiere ich mit Schmerzmitteln, um die postoperativen Folgen einzudämmen. Ich bin nicht bereit, weitere Medikamente mit zunehmenden Nebenwirkungen zu nehmen. Selbst der chirurgische Chefarzt hier sagte: »man kann jeden Schmerz nehmen – die Frage ist, um welchen Preis der Nebenwirkungen.« Ich habe keine Familie mehr. Meine Freunde verstehen mich. Freitod ist nicht nur in der öffentlichen Diskussion, sondern auch in meinem privaten Umfeld ein wichtiges Thema. Natürlich habe ich mich umfassend darüber informiert.

Wie aus meinem Leserbrief vor einigen Jahren an die DGHS hervorgeht, habe ich mich schon jahrelang damit beschäftigt, aufgrund der Umstände am Lebensende meiner Mutter, jedoch später auch die Situation meines Bruders, der nach Schlaganfall anderthalb Jahre im Rollstuhl saß, fast monatlich im Krankenhaus, schließlich vier Wochen im Wachkoma lag. Auch das Lebensende meiner Patentante.

Diese Erfahrungen waren für mich prägend, um zu wissen, was ich am Lebensende will und was ich nicht will. Selbstbestimmung und Selbstständigkeit waren mein Leben lang und sind für mich zentrale Werte. Durch die Sekundärerfahrungen – das Lebensende meiner engsten Angehörigen in Heimen – werden diese Werte sehr bestätigt. Deshalb kommt für mich auch ein Hospiz nicht in Betracht, das wäre nur eine mühsame und schmerzvolle Verlängerung des sowieso zu Ende gehenden Weges. Ein Palliativ-Fall bin ich sowieso schon jetzt.

Da ich bereits 67 Jahre alt bin, kommen naturgemäß auch noch Nebenschauplätze, Schmerzen und Beeinträchtigungen anderer Art dazu, die das Leben nicht einfacher machen, chronische Zahnschmerzen, Schmerzen in Schulter und Hüfte bei einseitigem Liegen, was wiederum durch die postoperativen Schmerzen nur auf dieser einen Seite möglich ist.

Aus all diesen Gründen möchte ich nicht mehr weiterleben und beantrage Ihre Hilfe.
Freundliche Grüße, Brigitte B.

Antrag 6/Elke S.

Beantragung Freitodbegleitung

Ich beantrage mit diesem Schreiben meine Freitodbegleitung bei der DGHS. Ein Telefonat mit Herrn L. habe ich bereits am (Datum im April 2021) geführt und einen Termin für ein Erstgespräch am (Datum im April 2021) vor Ort bei mir mit meinen beiden Töchtern veranlasst.

Nach über 30-jähriger Krebserkrankung und stattgefundener Bestrahlung hat sich nach Klinikaufenthalt im Januar (Arztbericht beiliegend) mein gesundheitlicher Zustand weiter erheblich verschlechtert. Ich kann kaum noch sehen, mich bewegen und bin komplett bei allen Dingen des Lebens auf Hilfe angewiesen. Ich liege den ganzen Tag bis auf kurze Zeit, in der man mich mit dem Lift in den Rollstuhl bringt, im Bett und muss aufgrund der Darminkontinenz bis zu sechs Mal täglich gewickelt und gewaschen werden. Ich habe seit vielen Jahren einen Blasenkatheter, da die Niere und Blase durch die Strahlenschäden ebenfalls nicht mehr ihre Funktion erfüllen. Die Situation führt zu ständiger Blasenreizung, Antibiotikagabe und Resistenz den Medikamenten gegenüber. Ich kann mich weder alleine versorgen noch meine Angelegenheiten regeln. Ich leide unter erheblichen Schmerzen, liege mich wund und hatte bereits einen schweren Dekubitus am Steiß. Da die Lähmungen der Organe sich weiter verschlechtern werden und ich auch geistig mich nach dem Klinikaufenthalt (Elektrolytentgleisung mit dort stattgefundener zweimaliger Reanimation entgegen meiner bestehenden Patientenverfügung) zunehmend nicht mehr orientieren kann, möchte ich diesen Zustand nicht länger ertragen müssen.

Ich habe über 30 Jahre gegen meine Erkrankung angekämpft, als ich die Diagnose erhielt, dass ich nur noch ein bis zwei Jahre maximal zu leben hätte aufgrund eines inoperablen Tumors im Bauchraum. Damals bin ich direkt in die DGHS eingetreten, da mir klar war, dass ich ein solches qualvolles Lebensende wie die derzeitige Situation nicht erleiden will. Ich habe mich seit dem Eintritt in die DGHS mit meinem möglichen Freitod auseinandergesetzt und über die Jahre meine Einstellung dazu nicht geändert. Mit meinen beiden Töchtern habe ich auch damals schon diesen Entschluss besprochen und ihre Unterstützung bei diesem Schritt, sollte das Leben für mich nicht mehr erträglich sein.

Wir haben gemeinsam dies auch mit meinem mich Jahre begleitenden Hausarzt, Herrn Dr. Sch., besprochen, der mich auf diesem Schritt begleiten wird. Ich habe diesen Schritt lange erwogen und weiß, dass ich zu meiner Entscheidung stehe. Es hat mich niemand hierzu gedrängt oder überzeugt und ich betone, dass dies mein eigener Wunsch ist.

Solange ich noch im Vollbesitz meiner geistigen Kräfte bin, möchte ich dies veranlassen, da ich fürchte, sehr schnell in eine Lage zu geraten, in der ich gesundheitlich diese Entscheidung nicht mehr eigenständig treffen kann. Meine beiden Töchter werden mich hierbei auch begleiten. Obwohl wir unendlich traurig sind, dass unsere gemeinsame Zeit damit endet, sind wir alle dankbar, dass wir überhaupt so viele Jahre zusammen erleben durften. Das Leben, wie es jetzt ist, hat jedoch für mich keine Qualität und keinen Sinn mehr. Ich bitte daher um Begleitung bei der DGHS, wie bereits telefonisch besprochen und von meiner Tochter R. auch per E-Mail bereits geschrieben. Die entsprechenden Unterlagen zur Freitodbegleitung sendet meine Tochter Ihnen per E-Mail sowie das von mir unterzeichnete Schreiben dann im Anschluss. Da wir im Moment nicht zusammen in Kiel sind, schreibt sie für mich diesen Antrag und sendet ihn vorab ohne meine Unterschrift (aber mit meiner ausdrücklichen Zustimmung).

Das unterschriebene Original sende ich Ihnen direkt per Post zu, sobald ich dies erhalte, da ich alleine nicht mehr in der Lage bin, diese Dokumente auszustellen. Ich habe meine Tochter R. bereits mit Eintritt in die DGHS damals um diese Unterstützung gebeten, die sie jetzt wahrnimmt und bin froh, dass meine Kinder meinen Entschluss verstehen und unterstützen, auch wenn sie sehr traurig über das Ende unserer gemeinsamen Zeit sind. Sie sind jetzt in diesen Tagen selbst in die DGHS eingetreten, nachdem sie sich mit dieser Situation auch für ihr eigenes Leben nochmal befasst haben.

Ich danke für die Unterstützung in dieser schweren Lebenslage.
gez. (S.)

Antrag 7/Ursula F.

Antrag auf Vermittlung einer Freitodbegleitung

Ich stelle hiermit den Antrag auf Vermittlung einer Freitodbegleitung. Meine Entscheidung ist wohlerwogen. Ich habe Anfang August schon einmal 90 Schlaftabletten geschluckt, bin aber am nächsten Tag gegen 12 Uhr wiederbelebt worden.

Meine Schmerzen sind unerträglich. Anfang 2014 fing nach einer Darmspiegelung ein Schmerz im Rücken an, der von Tag zu Tag schlimmer wurde. Ich war in mehreren Krankenhäusern, hatte auch einen Entzündungswert im Blut. Man hat mir mehrere Schmerzmittel gegeben. Ich habe dann fünf Jahre Opioid genommen. Mittlerweile kann ich es nicht mehr ertragen. Es hat auch nicht so sehr geholfen. Ich habe mehrere Mittel versucht. Ich kann keine Minute stehen ohne irrsinnige Schmerzen zu bekommen. Ich lebe noch allein, aber es ist nur noch eine Qual. Ich habe noch eine chronische Bauchspeicheldrüsenentzündung. Eine chronische Nebenhöhlenentzündung linksseitig, die mir sehr zu schaffen macht, mit Schmerzen und sonstigem. Dann eine Makula-Degeneration und »extrem« trockene Augen. Ich hatte noch zwei Mal eine Spritze gemacht, bin aber nicht mehr in der Lage dazu. Deshalb wird das Sehen immer schlechter. Außerdem sehr viel Schmerzen in den Augen.

Seit Anfang September habe ich nun irre Schmerzen im Kopf, unterm Schädel, im Hinterkopf, hinter den Ohren, am Hals. Woher? Es kann nicht nur von der Schulter kommen. Meine Kräfte lassen immer mehr nach. Ich habe nur noch den Wunsch, endlich zu sterben. Meinen Hausarzt habe ich vorige Woche informiert. Wenn er diese Woche zu mir kommt, zeige ich ihm das Schreiben von Frau H. [DGHS-Ansprechpartnerin, die Red.] und bitte ihn um einen Bericht. Es fällt mir sehr schwer, diesen Brief zu schreiben. Früher habe ich nicht so gekritzelt und hatte eine schöne Handschrift.

Meine Tochter habe ich informiert, sie ist nicht sehr begeistert. Sie wohnt gegenüber und hat schon bei meinem Suizidversuch im August den Notarzt geholt. Aber sie akzeptiert es, notgedrungen. Ich lege noch ein MRT von 2014 bei. Eine neuere Röntgenaufnahme habe ich noch. Aber dass ich den Kopf vor Schmerzen nicht mehr bewegen kann, ist ziemlich neu. Sehr viel Schmerzen habe ich auch im Bauch, eigentlich bin ich nur ein Schmerzbündel.

Mit eisernem Willen habe ich mich gequält durchzuhalten, aber ich kann nicht mehr. Ich möchte endlich erlöste werden. Und nicht so qualvoll zugrunde gehen.

Mit freundlichen Grüßen
Ursula F.

Antrag 8/Jutta N.

Gesuch auf Vermittlung einer ärztlichen Freitodbegleitung

Hiermit ersuche ich Sie höflichst, mir bei der Vermittlung einer ärztlichen Freitodbegleitung behilflich zu sein. Meine Mitgliedschaft bei Ihnen besteht seit dem 1.1.1995, da ich mir schon sehr früh im Klaren darüber war, dass ich selbstbestimmt über mein Lebensende entscheiden möchte.

Nicht zuletzt die unschönen Umstände des Freitodes meines Mannes im Jahre 1993 haben mich dazu bewogen, um Ihre Hilfe zu bitte. Mein Mann war 1985 unheilbar an Darmkrebs erkrankt und als die Schmerzen unerträglich wurden und er trotz der aufopfernden Pflege des erwachsenen Sohnes Dr. med. K. den Lebenswillen verloren hatte, eröffnete sich ihm kein anderer Weg, als sich zu erschießen.

Sie müssen wissen, dass ich immer ein lebensfroher Mensch gewesen bin, aber auch immer selbstbestimmt und eigenständig war. Schon der plötzliche Wohnortwechsel im März 2018 aus meiner eigenen Wohnung in H., in der ich bereits mit Pflegegrad 2 betreut werden musste, in ein Pflegeheim am Wohnort meines Sohnes Dr. med. dent. M. war ein herber Einschnitt, den ich mir so niemals vorgestellt habe und wenn alles nicht so plötzlich gekommen wäre, hätte ich mich zu diesem Zeitpunkt bereits bewusst von dem, was von meinem Leben übriggeblieben ist verabschiedet.

Zwei Jahre später hat sich mein Zustand nun zusehends weiter verschlechtert: Ich leide an einer mittlerweile stark ausgeprägten Skoliose der Wirbelsäule, die mich nicht nur in einen Rollstuhl zwingt, sondern durch einen damit verbundenen Schiefhals das Sprechen, Schlucken, Atmen zur Tortur werden lässt. Schmackhaftes Essen, was mir immer eine große Freude und Lebensbejahung war, hat für mich seinen Reiz verloren. Auch Menschen in die Augen zu sehen, zu lesen und fernzusehen sind dadurch schmerzhaft bis unmöglich geworden. Durch eine Schulterarthrose, die die Beweglichkeit meiner Arme stark einschränkt, bin ich nicht in der Lage meinen Rollstuhl selbstständig fortzubewegen. Seit Mitte Januar bin ich durch einen Bruch des rechten Unterschenkels nun bei allen täglichen Verrichtungen inkl. Toilettengang und Waschen auf fremde Hilfe angewiesen, was für mich als stolze Eigenständigkeit gewohnte Frau, das Maß an Entwürdigung und Zumutung übersteigt und mich des letzten Restes an lebenswerten Momenten beraubt.

Für mich war immer klar, dass ich diesen nun bereits schon seit längerem eingetretenen Zustand nie bewusst erleben wollte, geschweige denn das, was noch kommen könnte: z. B. monatelange Bettlägerigkeit, Sondenernährung zur Aufrechterhaltung der puren Lebensfunktionen etc.

Ich weiß nicht, was schlimmer ist, das Alles geistig noch miterleben zu müssen oder letztendlich auch noch dement zu werden, wie viele Leidensgenossinnen und -genossen meines Alters hier.

Ich habe mit großer Erleichterung den Spruch des Bundesverfassungsgerichtes verfolgt und bin seit Jahren fest in meinem Entschluss, mir die Freiheit auf einen selbstbestimmten Tod nicht nehmen zu lassen. Ich kann auf ein bewegtes schönes Leben zurückblicken und bitte Sie, meinem Gesuch nachzukommen. Meinem Mann war diese Freiheit leider nicht vergönnt.

Mein Sohn M. hat diese Gedanken in leserlicher Form für mich zu Papier gebracht, auch das Schreiben ist mir durch meine skelettale Situation unmöglich geworden.

Freundliche Grüße Jutta N.

Antrag 9/Hansjörg H.

Antrag auf Vermittlung einer Freitodbegleitung

Hiermit stelle ich einen schriftlichen Antrag auf die Vermittlung einer Freitodbegleitung und bedanke mich für das informative Telefonat am (Datum im September 2020) bei dem Schluss.PUNKT-Telefon.

Ich bin vor kurzem 66 Jahre alt geworden und leide seit nunmehr 25 Jahren an Multipler Sklerose. Trotz der progredienten Form habe ich mit Einschränkungen, insbesondere in der Mobilität, lange ein erfülltes Leben führen können. So habe ich bis zum letzten Tag vor der Altersteilzeit in Vollzeit gearbeitet. In meiner Freizeit war ich erster Vorsitzender eines Sportvereins, Mitglied im Stadtrat und in weiteren Bereichen engagiert.

Mit dem Eintritt in die Altersteilzeit sowie später in die Rente habe ich sodann alle Ämter niedergelegt und gemerkt, dass es doch sehr strapazierend für meinen Körper war. Trotz allem kam ich die überwiegende Zeit, und abgesehen von Schubphasen, mit geringer Unterstützung weiterhin gut alleine zurecht.

Da meine Mobilität sich immer weiter verschlechtert hat, haben meine Kinder im Herbst 2019 unser Kellergeschoss mit einer ebenerdigen Dusche ausgestattet, sodass ich dort, mittlerweile im Rollstuhl sitzend, keine Treppen mehr überwinden musste.

Leider hat sich mit dem Jahreswechsel sowie einem weiteren Schub meine gesundheitliche Situation nochmals erheblich verschlechtert und ich war fortan nicht mehr in der Lage, eigenständig in den Rollstuhl zu kommen. Aufgrund mehrerer faustgroßer Dekubituswunden (Grad 4) musste ich sodann zudem im Laufe des Jahres für mehrere Monate in unterschiedliche Krankenhäuser, wo diese auf verschiedene Weisen behandelt wurden. Aktuell kämpfe ich noch immer mit einer offenen Stelle oberhalb des Gesäßes.

Seitdem bin ich an das Pflegebett gefesselt und kann mich ohne Unterstützung nicht mal mehr drehen. Bauchabwärts bin ich vollständig gelähmt und habe einen Bauchdeckenkatheter sowie einen künstlichen Darmausgang (Stoma). Beides kann ich nicht selber versorgen und bin immer auf Hilfe angewiesen. So möchte ich definitiv nicht mehr leben! Ich fühle mich gedemütigt, und es ist maximal entwürdigend, derart hilflos und auf Andere angewiesen zu sein.

Mein Sterbewunsch besteht bereits seit dem ersten Krankenhausaufenthalt im März dieses Jahres. Die Hoffnung, dass sich meine Situation nochmal verbessert und ich eigenständig leben kann, besteht leider nicht mehr.

Meine Kinder kümmern sich rührend um mich, ohne sie wäre meine Lebenslage noch viel schlimmer.

Endlich wurde in einem Widerspruchsverfahren mein Pflegegrad auf 4 angehoben. Käme ich nicht noch einigermaßen mit meinen Händen zurecht, sähe dies wohl auch anders aus. Mundgerecht zubereitetes und bereitgestelltes Essen selber zu mir nehmen und die TV-Bedienung nutzen zu können sind die wenigen Dinge, die ich noch selbstbestimmt durchführen kann.

Hinzu kommt, dass ich mit erheblichen Schmerzen und Spastiken in den Beinen zu kämpfen habe, die mich häufig um den Verstand bringen und seit vielen, vielen Jahren begleiten. Ich bin ob der Schmerzen müde geworden und will diese nicht mehr ertragen müssen.

Bei meinem letzten Krankenhaus-Aufenthalt wurde mir zudem aufgrund eines Tumors das obere Glied des rechten Daumens entfernt. Ich bin Rechtshänder, die gravierenden Auswirkungen kann man sich nur ansatzweise vorstellen.

Allzu oft habe ich Harnwegsinfekte und weitere kleine Wehwehchen, ich kann dies alles nicht mehr ertragen und aushalten. Krankengymnastik erhalte ich seit über einem Jahr nicht mehr, da keiner bereit ist, diese in Form eines Hausbesuches in unserem Dorf durchzuführen. Mein Sterbewunsch ist meine Entscheidung und nicht schwankend, sondern konstant und dauerhaft. Er besteht seit Jahresbeginn und seitdem kommuniziere ich dies auch bereits mit meinen Angehörigen, insbesondere mit meiner älteren Tochter. Aufgrund der Krankenhausaufenthalte konnten wir hinsichtlich der Umsetzung noch nichts unternehmen. Jetzt bin ich wieder dauerhaft zu Hause und meine Tochter unterstützt mich in meinem Wunsch auch. Gemeinsam haben wir letzte Woche bei der Hotline angerufen und dies auch am Wochenende nochmal mit meinem Sohn besprochen. Ich werde dies auch noch bei einem Hausbesuch meines Hausarztes ansprechen, welcher auch Palliativmediziner ist. Ich verfüge über eine Patientenverfügung, in der ich klar lebenserhaltende Maßnahmen ausschließe und ablehne. Leider greift diese aktuell nicht, da mein organischer Zustand gut zu sein scheint. Ich wünsche mir nichts sehnlicher als lebensbeendende Maßnahmen und hoffe, dass eine Freitodbegleitung zeitnah umsetzbar ist.

Ich bitte Sie auch darum, von der Voraussetzung der sechsmonatigen Mitgliedschaft abzusehen. Ich habe den Sterbewunsch bereits seit dieser Zeit und möchte nicht noch weitere sechs Monate leiden müssen. An meiner Situation ändert sich nichts, der Zustand verschlimmert sich nur noch mehr. Ich bin bei klarem Verstand, es liegen keine psychischen Erkrankungen vor, und ich kann dies auch entsprechend äußern und hoffe um zeitnahe Unterstützung bei der Umsetzung. Jeder Artikel o. ä. über MS führt aus und belegt, dass die Krankheit unheilbar ist und ich möchte mich nach 25-jähriger Leidenszeit und der mittlerweile unwürdigen Lebenssituation endlich erlösen.

Ich habe diverse Arztbriefe beigefügt, die insbesondere auch die letzten quälenden Monate darlegen. Im August war ich auch noch zwei Wochen in der Kurzzeitpflege, danach musste ich wegen erneuter offener Wunden nochmal für zwei Wochen bis zum 09.09. ins Krankenhaus.

Mit freundlichen Grüßen
Hansjörg H.

Antrag 10/Eckhard Sch.

Beschreibung meiner persönlichen Situation

Ich hatte ein erfülltes Leben. Dazu haben meine Ehefrau G. und meine Tochter L. einen wesentlichen Beitrag geleistet. Wir waren trotz permanenter Rückenschmerzen eine glückliche Familie und haben viele Stunden gemeinsam verbracht. Im Mittelpunkt unserer gemeinsamen Aktivitäten stand unser Segelboot sowie Kreuzfahrten und andere Reisen. Wir haben viele schöne Erinnerungen an diese Reisen.

Bis zum Jahr 2016 war ich mit meinem Leben weitestgehend zufrieden. An die permanenten Rückenschmerzen hatte ich mich gewöhnt. 2016 erfolgte eine größere Wirbelsäulen-OP (Spinalkanalstenose), die nur teilweise erfolgreich war. Es traten Schmerzen auf, die stärker waren als die vor der OP.

2003 erhielt ich die Diagnose Morbus Parkinson. 2016 entschied ich mich für die tiefe Hirnstimulation, d. h. es erfolgte die Einpflanzung eines Hirnstimulators, der keinen Erfolg brachte. Die OFF-Phasen traten immer öfter auf und sind nicht vorhersehbar. Die Sprechprobleme wurden größer und es bildete sich ein nicht kontrollierbarer Speichelfluss aus.

Die Nadeln des eingesetzten Neuro-Stimulators haben mein Sprachzentrum angegriffen, so dass ich praktisch nicht mehr sprechen kann. Im Alltag redet kaum noch jemand mit mir oder man nimmt an, dass ich – wg. der verwaschenen Sprache – betrunken sei. Die verminderte Fingerfertigkeit verhindert auch eine schriftliche Kommunikation. (Das Schreiben dieses Briefes war sehr anstrengend und erforderte mehrere Tage.

Als nächste Stufe verschlechterten sich meine Augen (Keratokonus). Ich bin darauf angewiesen, spezielle übergroße Keratokonuslinsen zu tragen. Da ich diese aber nicht alleine einsetzen bzw. herausnehmen kann, bin ich morgens und abends auf speziell geschulte Hilfskräfte angewiesen. Nachts kann ich praktisch gar nichts sehen und muss mich nahezu blind im Raume orientieren, da eine Brille den Augenfehler nicht ausgleichen kann.

Weihnachten 2018 ist dann meine Frau plötzlich ohne Vorwarnung verstorben (Magengeschwür). Dadurch habe ich »den Halt« verloren. Ich lebe zurzeit alleine. Nur mit allergrößten Schwierigkeiten habe ich Betreuungspersonal gefunden, das sich auch mit den Keratokonus Kontaktlinsen auskennt. Außerdem sind diese Personen i. d. R. nicht bereit, die Kontaktlinsen früh morgens einzusetzen bzw. am späten Abend herauszunehmen. Manchmal muss ich den ganzen Tag im Bett bleiben, da ich niemanden habe, der die Kontaktlinsen einsetzt.

In der Familie habe ich nur zwei Kontaktpersonen (Schwester, Tochter). Meine Tochter steht noch voll im Arbeitsleben, sie kann sich nur sporadisch um mich kümmern. Und meine Schwester ist aufgrund der schwierigen Situation vorzeitig in Rente gegangen, sie arbeitet jetzt nur noch sehr eingeschränkt und lebt in Hamburg und steht dementsprechend nur eingeschränkt zur Verfügung.

Die Parkinson-Erkrankung ist bekanntlich unheilbar und nimmt stetig zu, z. B. durch häufiges Stürzen, (gerade im Dezember 2020 bin ich wieder heftig gestürzt und habe zwei Schneidezähne verloren, so dass ich nun auch noch eine Teilprothese tragen muss), regelmäßige Off-Zustände trotz regelmäßiger Tabletteneinnahme,

Sprech- und Schluck-Beschwerden, d. h. ich verschlucke mit ständig an meinem Speichel, vor allem beim Essen, ich kann nachts in Liegeposition nicht mehr schlafen, sondern nur im Sitzen u. v. m.).

Ich lebe nun schon etliche Jahre mit den Auswirkungen der Krankheit. Meine Kräfte neigen sich jetzt aber dem Ende zu – ich kann nicht mehr – ich möchte mein Leben beenden, da keine Chance auf Heilung oder Besserung besteht.

Ich war während meiner Berufstätigkeit ein Mensch, der über sein Leben stets eigenständig entscheiden konnte. Der Gedanke, dass das in Kürze nicht mehr so sein wird, ist für mich unerträglich und die Vorstellung, dass ich womöglich in ein Pflegeheim muss, ist für mich unvorstellbar.

Ich habe mich intensiv mit der Problematik einer selbstbestimmten Beendigung meines Lebens auseinandergesetzt. Ich bitte um Hilfe, um baldmöglichst durch ein selbstbestimmtes Sterben mein Leben zu beenden.

Siehe hierzu auch meine beigefügte Patientenverfügung.

Die wesentlichen vorliegenden Befunde sind als Kopien beigefügt.

Morbus Parkinson ist bekanntlich eine unheilbare Krankheit. Eine Verbesserung ist nicht zu erwarten ... es gibt nur regelmäßige Verschlechterungen. Somit konnten Therapien nur zu einer temporären Verbesserung führen.

Die Krankenkasse übernimmt alle zwei Jahre die Kosten einer 3–4-wöchigen Parkinson-Komplexbehandlung. Diese Therapien wurden von mir regelmäßig wahrgenommen.

Eckhard Sch.

11.2 Zwei Beispiele in einer vollständigen Dokumentation

11.2.1 Erster Beispielfall in einer Komplett-Dokumentation/Falldokumentation Doppel-Freitodbegleitung Sch.

Erster Schritt: Antrag

- Waltraud Sch.
- Klaus Sch.

Vermittlung einer Freitodbegleitung

Sehr geehrte ...,

wir stellen hiermit einen Antrag auf die Vermittlung einer Freitodbegleitung und fügen Ihnen entsprechende Anmerkungen samt Anlagen bei.

Folgendes ist aus unserer Sicht noch zu erwähnen:

Der Freitod soll in unserer Wohnung stattfinden und zwar ohne Vorabwissen oder Anwesenheit von Verwandten (W. Sch. hat ohnehin gar keine näheren Verwandten, auch die näheren Verwandten von K. Sch. – zwei Brüder samt Familien – sind uns emotional und geographisch nicht so außergewöhnlich nahe).

Wir bitten Sie inständig, auf einen Bericht unseres Hausarztes zu verzichten, denn dieses Verlangen würde (da sind wir uns ganz sicher) unser Vertrauensverhältnis mit ihm irreparabel zerstören. Wobei wir ihn, zumindest auf absehbare Zeit, doch noch brauchen. Hinzu kommt, dass bei der Art unserer Beschwerden und Beschwerlichkeiten der Hausarzt nach unserer Ansicht nichts zusätzlich Festigendes oder Erhellendes zu unserer Schilderung beitragen könnte.

Wir bitten Sie ebenfalls, Ihre sechsmonatige Wartezeit soweit als möglich zu verkürzen, damit wir unsere missliche Lebenssituation bald beenden können. Denn es deutet nichts darauf hin, dass sich unser Entschluss noch auflösen könnte. Auch ist objektiv nach Lage der Dinge keine Verbesserung unserer Situation zu erwarten, im Gegenteil, diese dürfte sich sogar eher zum Negativen hin verändern. Zudem: Faktisch haben wir schon eine mehr als sechsmonatige Wartezeit absolviert (wenn auch nicht formell als Mitglieder der DGHS). Denn unser Entschluss steht seit Bekanntwerden des Urteils des BVG fest (zwar waren solche Gedanken für uns entfernt, denn, salopp ausgedrückt, in einem Züricher Hotelzimmer wollten wir nicht sterben). Da wir aber keine elektronischen Medien besitzen (wir können nichts »googeln«) wussten wir gar nicht, dass die DGHS überhaupt existiert, geschweige denn, dass sie vor einem abgeschlossenen Gesetzgebungsverfahren die Vermittlung einer Freitodbegleitung anbieten kann. Erst nach einem Artikel in »Der Spiegel« v. 26.09.2020 sind wir auf Sie gestoßen und erhielten auf eine herkömmliche postalische Nachfrage bei der dortigen Redaktion Ihre Adresse. Und erst danach konnten wir uns an Sie wenden.

Über eine positive Antwort auf unser Schreiben würden wir uns außerordentlich freuen. Denn unser allergrößter Wunsch ist, gemeinsam, bald und in Würde sterben zu können.

Wir verbleiben mit freundlichen Grüßen
Klaus Sch.

PS: Wir bitten Sie, die handschriftliche Abfassung unseres Schreibens vielmals zu entschuldigen. Aber wir besitzen keinen Computer und unsere angejahrte Schreibmaschine konnte ich noch nie bedienen. Und meine Frau kann es seit ihrer Hirnblutung auch nicht mehr, denn diese Blutung hat bei meiner Frau auch die Feinmotorik ziemlich geschädigt. Und die Hilfe eines Schreibbüros konnte ich in unserer speziellen Angelegenheit doch wohl nicht in Anspruch nehmen.

Anmerkungen
zu unserem Antrag v. (Datum XX.XX.XXXX) an die DGHS

Aus unseren (auch altersbedingt) vielen Krankheiten ragen die nachfolgend beschriebenen als besonders gravierend heraus.

Meine Frau hat am (Datum im Februar 2018) »aus heiterem Himmel« eine Hirnblutung erlitten, die zu mancherlei dauerhaften Beeinträchtigungen geführt hat, wovon aber eine heraussticht. Denn, da die Blutung das Gleichgewichtszentrum im Kleinhirn getroffen hatte (so die mündliche Auskunft eines Arztes), treten seither (außer einer gewissen »*Basis*«-Störung) phasenweise mehr oder weniger starke Störungen des Gleichgewichtssinns auf.

Auf die seinerzeitige Blutung folgten längere Aufenthalte in der Neurochirurgie eines Hospitals und danach in einer speziellen Reha-Klinik (s. Anl. 1 und 2).

Wohl aus Altersgründen war damals keine Operation erfolgt, stattdessen hoffte man ärztlicherseits auf eine allmähliche Auflösung des Blutgerinnsels, was dann auch tatsächlich eintrat. Was aber meine Frau keinesfalls gesund gemacht hat.

Meine Frau hat danach etliche Physiotherapien absolviert, doch die Gleichgewichtsprobleme (und auch die anderen Probleme) waren damit nicht verschwunden (sie mögen sich vielleicht etwas gebessert haben), so dass weiterhin eine permanente Sturzgefahr bestand und besteht (Rollator hin oder her). Und tatsächlich hat meine Frau trotz großer Vorsicht mehrere schwere Stürze erlitten, wovon einer besonders schlimme Folgen hatte.

Am (Datum im Mai 2019) nämlich ist meine Frau im Haus so schwer gestürzt, dass sie einen dreifachen Beckenbruch erlitt. Dieser wurde altersbedingt nicht operiert, sondern meine Frau musste viele Wochen auf dem Rücken liegen. Zuerst im Krankenhaus und anschließend in einer speziellen Reha-Klinik (s. Anl. 3 und 4), wobei in dieser physiotherapeutische Maßnahmen etwas in den Hintergrund traten. Doch ereignete sich in der Reha etwas Schlimmes. Es traten dort nämlich bei meiner Frau gegen Ende des Aufenthaltes ohne erkennbaren Auslöser plötzlich starke Schmerzen im Beckenbereich auf, die man als eine Muskelverspannung diagnostiziert. Wir habe jedoch sofort nach der Entlassung meiner Frau in einem Radiologiezentrum eine Diagnose machen lassen (s. Anl. 5), die dann einen weiteren Beckenbruch offenbarte (es war wohl die Nummer vier und wurde als sog. Ermüdungsbruch bezeichnet). Dies führte dazu, dass meine Frau nach schon bekanntem Muster liegen musste, diesmal allerdings daheim. Übrigens hat meine Frau auch heute noch immer wieder deutliche Beckenschmerzen.

Ich selbst leide seit mindestens zehn Jahren (so genau lässt sich der Beginn nicht festlegen) an Zöliakie, d. h. einer Glutenunverträglichkeit (s. Anl. 6), wozu etwas später noch eine Lactose- (Milchzucker-) und eine Fructose-(Fruchtzucker-) Unverträglichkeit diagnostiziert wurden (die Laborbefunde dazu kann ich leider nicht auffinden). Dann kam noch eine Histamin-Unverträglichkeit dazu, die sich zwar nicht durch eine Labordiagnose nachweisen ließ (was bei dieser Krankheit nicht unüblich ist), jedoch erfolgte ein Nachweis mit höchster Wahrscheinlichkeit über mehrere durchgeführte sog. Eliminations- oder Ausschlussdiäten. Alle die genannten Unverträglichkeiten sind übrigens unheilbar und haben mitunter schwerwiegende Spätfolgen. Bei mir haben schon geringe Mengen an aufgenommenen »Schadstoffen« sich bald zeigende, äußerst negative Wirkungen. Nämlich Bauchkrämpfe oder Durchfall oder ein plötzlicher, fast überfallartiger Stuhldrang (dies auch bei einem Stuhl mit fester Konsistenz), der sich nur schwer und nur relativ kurze Zeit beherrschen lässt.

Nach etwa 3 bis 5 Tagen klingen die genannten Beschwerden dann wieder ab.

Ein Medikament (mit dem Enzym Lactase als Wirkstoff) ist bislang nur gegen eine Lactose-Unverträglichkeit verfügbar. Daneben soll es angeblich ein Medikament gegen eine Histamin-Unverträglichkeit geben. Bei mir wirkte dieses Medikament jedoch nicht (entsprechende kritische Beurteilungen habe ich auch aus einem Kreis anderer »Betroffener« gehört). Wie oben erwähnt gibt es gegen Lactose einen Wirkstoff, bei den anderen »schädlichen« Stoffen bleibt nichts anderes übrig, als sie tunlichst zu meiden, was in der Praxis allerdings sehr schwierig sein kann.

Bei Histamin gibt es eine sog. »Ampel«-Tabelle (s. Anl. 7), die einigermaßen praktikabel und zuverlässig ist. Doch kommen hier, wie auch bei den anderen Unverträglichkeiten, bei mir leider immer wieder »Pannen« vor (was auch bei anderen »Betroffenen« der Fall ist, wie mir bekannt ist), deren Gründe mir unbekannt sind. Vielleicht ist dies darauf zurückzuführen, dass weitere Unverträglichkeiten vorliegen, aber einfach noch nicht erkannt sind. Nicht nur rhetorisch, sondern höchst real: Bei mir stellt sich somit nicht die Frage, was darf ich nicht essen, sondern eher die, was darf ich überhaupt noch essen.

Folgendes kommt hinzu: Es ist ungeheuer zeitraubend, die für mich »richtigen« Lebensmittel zu beschaffen und sie dann daheim in der Küche separat neben dem »normalen« Essen zu verarbeiten und herzurichten. Mit der Existenz einer weiteren Krankheit muss ich seit Dezember 2019 zurechtkommen (s. Anl. 8), denn damals hat ein Urologe nach einer Biopsie bei mir ein Prostatakarzinom diagnostiziert (Gott sei Dank sind bisher keine Metastasen bekannt geworden). Bisher ließ sich das Karzinom offensichtlich beherrschen, aber aus meinem Umfeld kenne ich etliche Fälle, bei denen schlimme Verläufe aufgetreten sind. Der Urologe hat von einer Operation abgeraten (aus Altersgründen) und mir stattdessen eine palliative (eindämmende) Behandlung mit weiblichen Hormonen empfohlen. Seither erhalte ich solche Hormone vierteljährlich mittels einer »Depot«-Injektion verabreicht. Doch die Nebenwirkungen sind nicht unbedeutend und stimmen nur in ihrer Art mit den Ausführungen in einer Patientenbroschüre der Deutschen Krebshilfe überein (s. Anl. 9). Denn bei mir sind die Nebenwirkungen deutlicher ausgeprägt. Zwar ließen sich diese mittels eines Medikaments unterdrücken, doch ginge dies »auf die Leber«, wie sich der Urologe ausdrückte. Wir kamen daraufhin überein, auf dieses »Gegen«-Medikament zu verzichten. Ich lebe also mit den mehr oder weniger starken Nebenwirkungen und nehme diese auch deshalb hin, weil ich damit möglicherweise »schlimmere« Therapien (z. B. „Chemo") vermeiden kann.

Unsere geschilderten Malaisen haben dazu geführt, dass wir, ganz im Gegensatz zu vorher, die allermeiste Zeit nur noch in unserer Wohnung verbringen. Denn nur hier und nur so lässt sich eine einigermaßen sichere Sturzprophylaxe durchführen. Und nebenbei: Die missliche Suche nach einem Klo vermeiden.

Private Besuche außerhalb finden nicht mehr statt und umgekehrt bei uns nur noch äußerst selten. Die Wohnung verlassen wir (unabhängig von Corona) eigentlich nur noch, um notwendige Besorgungen zu machen, wegen Arztbesuchen und wegen gelegentlich kleinen Spaziergängen in Hausnähe. Es kommt nie vor, dass meine Frau die Wohnung allein verlässt. Die zuvor geschilderten Widrigkeiten beschäftigen und belasten uns natürlich sehr stark und zumindest im Unterbewusstsein denken wir beide immer an die essenziellen Bereiche »Hirnblutung« und »Sturz«, sowie daran, wann sich wohl die ersten Metastasen bemerkbar machen. Selbst die je nach Situation auftauchende Frage, wie findet man ein Klo, kann sehr belastend sein. Ein kleines Beispiel zu den vorigen Ausführungen: Ich war ein leidenschaftlicher Bücherleser und Klavierspieler und habe seit der Hirnblutung meiner Frau kein Buch mehr gelesen und keinen Ton mehr angeschlagen. Es geht dabei nicht um ein Nichtmehrwollen, sondern um ein Nichtmehrkönnen. Ich kann es also einfach nicht mehr, andere Gedanken blockieren es.

Angesichts unserer geschilderten (und vielen »kleineren«) Widrigkeiten halten wir unser Leben für nicht mehr lebenswert, wobei andere Motive nach unserer Einschätzung nicht existieren. Unser Leben besteht fast nur noch aus Mühsal und Sorgen und hat sich in den letzten rund drei Jahren insoweit dramatisch verschlechtert. Wie könnte es in den nächsten Jahren denn besser werden?

Etwas anderes kommt hinzu: Wegen unseres Alters, unserer Widrigkeiten und unserer familiären Situation (kinderlos!) droht uns früher oder später die (alleinige oder gemeinsame) Einweisung in ein Pflegeheim. Wir machen uns insoweit nichts vor. Aber gerade dies wollen wir unbedingt vermeiden, denn wir haben insoweit im engeren Familienkreis ganz schlimme Erfahrungen gemacht (und auch wir beide mussten in den letzten Jahren erfahren, wie abschreckend Aufenthalte in Krankenhäusern und Reha-Einrichtungen sein können). Wir haben Sachen gesehen und erlebt, die man nur als haarsträubend bezeichnen kann. Und die Personalsituation im Gesundheitswesen ist nicht besser geworden.

Wir denken seit Bekanntwerden des Urteils des BVG an einen begleiteten Freitod, wobei sich seither dieses Denken eher noch gefestigt hat und keinen Schwankungen unterlag (wobei keine Person oder Institution irgendeinen Einfluss auf uns ausgeübt hat).

Wir wollen gemeinsam sterben, was zunächst als seltsam erscheinen mag. Aber ein solcher Gleichklang ist in unserem Leben nichts Außergewöhnliches, sondern Normalität und besteht in den allermeisten Belangen. Wir kennen uns seit fast 64 Jahren und sind seit 59 ½ Jahren verheiratet, hatten also viel Zeit, um zusammen zu wachsen. Und sicher hat auch unsere (ungewollte) Kinderlosigkeit dazu beigetragen, dass wir aufs Engste aufeinander geprägt sind. Wenn wir also gemeinsam (und selbstbestimmt) sterben wollen, ist dieser Entschluss eine Folge unseres Gleichklangs und nicht einer irgendwie gearteten gegenseitigen Beeinflussung.

Abschließend ist zu sagen:

Die geschilderten Widrigkeiten haben unser zuvor weitestgehend selbstbestimmtes Leben fast vollständig zum Negativen hin verändert. Aus einem ausgefüllten und erfüllten Leben wurde ein Leben, das immer mehr Vermeidungsstrategien erfordert und sich zunehmend auf die Erfüllung elementarer Bedürfnisse reduziert.

Nachtrag:

Am (Datum im Dezember 2020) ist meine Frau wieder einmal gestürzt. Und zwar morgens gegen 6.15 Uhr im Badezimmer bei der Morgentoilette. Ich befand mich zu dieser Zeit in der Küche, um das Frühstück herzurichten. Weil außer einigen Aufschürfungen glücklicherweise keine Blessuren zu sehen oder zu spüren waren, haben wir darauf verzichtet, den ärztlichen Notdienst zu rufen. Doch seit diesem Sturz traut sich meine Frau nicht einmal mehr die erwähnten kleinen Spaziergänge (in meiner Begleitung!) in Hausnähe zu.

Es folgt die Aufzählung der Anlagen.

Zweiter Schritt: Erstgespräch

Vorabklärung des Freitocwunsches Frau Waltraut Sch.

(Auflistung der persönlichen Daten von freitodwilliger Person und der Person, die das Erstgespräch führt.)

DGHS-Mitglied: Seit (Datum)
Mitgliedsnummer: (XX)
Patientenverfügung Vollmachten: Nicht bei der DGHS hinterlegt.

Zeit und Ort des Treffens

(Datum im Mai 2021) von 14.30 bis 16.00 Uhr in der Wohnung des Ehepaares. Zu Beginn des Gesprächs wurden dem Ehepaar von XX die Notwendigkeit einer Freitoderklärung, die Entbindung von der Garantenpflicht und die Einwilligung zur Weitergabe der Daten an Polizei und Staatsanwaltschaft erläutert. Alle Erläuterungen wurden von Frau und Herrn Sch. ohne Nachfragen »durchgewunken«. Nach diesen Erläuterungen habe ich mit Frau Sch. alleine gesprochen.

Angehörige

Wie im Antrag mitgeteilt, hat Frau Sch. keine näheren Angehörigen.

Hausarzt

Herr Dr. A. (Anschrift).
  Die den Sterbewunsch begründenden Diagnosen und Befunde werden an anderer Stelle aufgeführt, Frau Sch. erklärt sich einverstanden mit deren summarischer Weitergabe an Polizei und Staatsanwaltschaft.

Krankenunterlagen/Arztberichte

- Bericht der Neurochirurgie des Klinikums S. vom (Datum im April 2018)
- Bericht der Orthopädie und Unfallchirurgie der-Kliniken vom (Datum im Mai 2019)
- Bericht der Rehaklinik l vom (Datum im Juli 2019)

Weitere Unterlagen

- Erster Antrag auf Vermittlung einer Freitodbegleitung, eingegangen bei der DGHS am (Datum im Februar 2021).
- Zweiter Antrag, eingegangen am (Datum im Mai 2021), nach Ablauf der Mindestmitgliedschaft von 6 Monaten.
- Brief von Herrn Sch. an XX mit »Erläuterungen« und »Anlage zu Erläuterungen«.

Relevante Diagnosen

- Frau Sch. erlitt am (Datum im Februar 2018) eine Kleinhirnblutung links mit der Folge einer leichten Dysarthrie, Dysmetrie und Gangataxie.
- Durch einen Sturz am (Datum im Mai 2019) erlitt Frau Sch. einen drei-fachen Beckenbruch, in dessen Folge sie sich zunächst vom (Zeitraum von vier Wochen Mai/Juni 2019) in stationärer Behandlung in den R.-Kliniken, danach vom (Drei Wochen im Juni/Juli 2019) in der Rehabilitation in B. befand.
- Seither ist Frau Sch. in ihrer Bewegungsfähigkeit sehr stark eingeschränkt.
- Seit geraumer Zeit leidet sie an den Folgen eines Thoraxmagens. Hierbei ist ein Teil des Magens in den Brustkorb verlagert.
- Zu den Folgen all dieser Erkrankungen konnte ich Frau Sch. nicht persönlich befragen. Das wäre wegen ihrer nachhaltigen Sprechbehinderung zu anstrengend und daher nicht zumutbar gewesen. Laut Schilderung von Herrn Sch. besteht für seine Frau ständig eine stark erhöhte Sturzgefahr.
- Sie sei schon mehrfach schwer gestürzt, zum Glück meist ohne gravierende Folgen. Sie könne das Haus nicht mehr alleine verlassen. Einigermaßen sicher könne sie sich nur noch mit dem Rollator bewegen.

Zur derzeitigen Lebenssituation des Ehepaares

Bedingt durch die zahlreichen Erkrankungen und Gebrechen führt das Ehepaar zwangsläufig ein sehr zurückgezogenes Leben. Das Ehepaar nimmt keine Pflegedienste in Anspruch, sicherlich auch ein Hinweis auf seinen Willen, seine Angelegenheiten selbstständig zu regeln.

Es ist davon auszugehen, dass Herr Sch. mit der Fürsorge und Pflege seiner Frau und seiner selbst [siehe Bericht von Frau XX/DGHS, die Red.] überlastet ist. Das Ehepaar könnte bei einer neuerlichen gesundheitlichen Krise seine bisherige Lebensweise nicht fortführen. Die Einweisung in eine Pflegeeinrichtung wäre fast nicht vermeidbar. Und das ist etwas, was beide gleichermaßen und unbedingt vermeiden wollen.

Persönlicher Eindruck

Frau Sch. zeigt alle Anzeichen schwerwiegender körperlicher Gebrechlichkeit.
Als XX und ich in die Wohnung kommen, werden wir von Herrn Sch. in Empfang genommen.
    Herr Sch. holt seine Frau, die wohl noch geruht hatte. Aus der Art und Weise, wie Herr Sch. auf seine Frau eingeht, lässt sich schließen, dass er voll und ganz auf ihre Beeinträchtigungen einzugehen gelernt hat und seiner Frau jegliches vermeidbare Leiden ersparen möchte.
Frau Sch. sitzt eingesunken. Sie ist sehr mager, das Gesicht sehr eingefallen.
    Prägnant sind ihre wohl vor allem motorischen Sprechbeeinträchtigungen, die das, was sie sagt, nur schwer verständlich machen.

Voraussetzungen für die Freitodbegleitung Entscheidungsfähigkeit:
Ich erlebe Frau Sch. aufmerksam und zugewandt. Meine Frage, ob sie irgendwelche Medikamente nimmt, die ihre Bewusstseinslage beeinflussen, verneint sie. Es gibt im Gespräch und auch auf Grund der Beschreibungen ihres Mannes über ihre kognitive und mentale Befindlichkeit keinen Hinweis darauf, dass sie nicht in vollem Umfang entscheidungsfähig ist.

Wohlerwogenheit

Sie hätte sich trotz aller Einschränkungen und Behinderungen nie große Sorgen gemacht, wie es weitergehen könne oder solle. Sie hätte keine Pläne gemacht. Den selbst initiierten Umzug in eine Pflegeeinrichtung hätte sie nie in Erwägung gezogen. Andere Möglichkeiten stünden nicht zur Verfügung.

Dauerhaftigkeit

Seit sie von der Möglichkeit eines ärztlich begleiteten Suizids Kenntnis hätte, sei es für sie klar gewesen, alles dafür zu tun, gemeinsam aus dem Leben gehen zu können.
    Meine Frage, ob sie sich schon früher über eine gemeinsames Lebensende Gedanken gemacht hätte, verneint sie.
    Auch wenn der Wunsch gemeinsam aus dem Leben zu gehen erst mit der Möglichkeit des begleiteten Freitodes entstanden sei, so sei dieser Wunsch seither beständig.

Freiverantwortlichkeit

Frau Sch. hatte sich mit ihren krankheitsbedingten Leiden und Gebrechen arrangiert. Bis zum Urteil des BVerfG vom 26. 2. 2020 war es für sie klar, dass sie ihr Leben unter den schweren Belastungen fortführen werde müssen.

Nachdem sie Kenntnis von der Möglichkeit eines ärztlich assistierten Suizids habe, habe sie sich, in Übereinstimmung mit ihrem Mann, für diesen Weg entschieden. Und dies auch vor dem Hintergrund eigener und berichteter Erfahrungen anderer aus Kranken- und Pflegeeinrichtungen.

Trotz der engen Verbundenheit mit ihrem Mann, gibt es keinen Zweifel daran, dass Frau Sch. diese Entscheidung unbeeinflusst von ihrem Mann getroffen hat.

Berufsleben

Frau Sch. ist gelernte Buchhalterin. Sie hat hin und wieder bei verschiedenen Firmen auf Anforderung gearbeitet.

Somit steht aus meiner Sicht der Vermittlung eines ärztlich begleiteten Freitodes durch die DGHS nichts entgegen. Die Freitoderklärung und die Entbindung von der Garantenpflicht wurden mit Frau Sch. besprochen. Die Freitodbegleitung soll in der Wohnung des Ehepaares erfolgen. Das Ehepaar bittet dringend um schnelle Vermittlung.

(Datum und Unterschrift YY)

Vorabklärung des Freitodwunsches von Herrn Klaus Sch.

(Auflistung der persönlichen Daten von freitodwilliger Person und der Person, die das Erstgespräch führt.)

DGHS-Mitglied: Seit (Datum)
Mitgliedsnummer: (XX)
Patientenverfügung Vollmachten: Nicht bei der DGHS hinterlegt.

Zeit und Ort des Treffens

Am (Datum im Mai 2021) in der Wohnung des Ehepaares Sch. von 14.30 bis 16.00 Uhr

Zusätzlich anwesend

YY
Zunächst führten YY und ich ein gemeinsames Gespräch mit dem Ehepaar. Dabei wurden die »bürokratischen Angelegenheiten« wie die Notwendigkeit der Freitod-

erklärung, der Entbindung von der Garantenpflicht und die Einwilligung in die Weitergabe der Patientendaten an Polizei und Staatsanwaltschaft besprochen. Außerdem wurden die sehr umfangreichen Ausführungen, die das Ehepaar in seinem Antrag gemacht hat, noch einmal angesprochen.

Danach trennten wir uns. YY führte das Einzelgespräch mit Frau Sch. im Wohnzimmer, während Herr Sch. und ich das Gespräch im Nebenraum fortsetzten. Beide Einzelgespräche dauerten ca. 25 Minuten.

Angehörige

Herr Sch. hat zwei Brüder, die ihm aber »emotional und geographisch nicht so außergewöhnlich nahe sind«.
Vom Tod des Ehepaares Sch. soll der jüngere Bruder (Name und Anschrift) informiert werden.

Hausarzt

Dr. A. (Name und Anschrift)

Fachärzte

- Dr. med. M., Facharzt für Innere Medizin und Gastroenterologie, (Anschrift)
- Dr. med. Sch., Facharzt für Urologie (Anschrift)

Herr Sch. stimmt einer summarischen Wiedergabe seiner Krankheiten und Behandlungen insoweit zu, als dies für die Nachvollziehbarkeit seines Sterbewunsches notwendig ist. Er willigt in die Weitergabe dieses Gesprächsprotokolls an Polizei und Staatsanwaltschaft ein.

Krankenunterlagen/Arztberichte:

- Bericht von Herrn Dr. med. M., Facharzt für Innere Medizin und Gastroenterologie, vom (Datum im Juli 2010)
- Bericht von Herrn Dr. med. Sch., Facharzt für Urologie, vom (Datum im Dezember 2019)

Weitere Unterlagen:

- Erster Antrag des Ehepaares Klaus und Waltraud Sch. auf Vermittlung einer Freitodbegleitung, eingegangen bei der DGHS am (Datum im Februar 2021).
- Zweiter Antrag (nach Ablauf der Mindestmitgliedschaft von sechs Monaten), eingegangen bei der DGHS am (Datum im Mai 2021).

- Brief von Herrn Sch. an mich (XX) vom (Datum im Mai 2021) mit »Erläuterungen« und »Anlage zu Erläuterungen«.

Relevante Diagnosen

Herr Sch. leidet seit ca. zehn Jahren an einer voll ausgebildeten Zöliakie. Zöliakie ist eine Autoimmunerkrankung des Magen-Darm-Traktes, bei der durch Kontakt mit Gluten Antikörper gebildet werden, die körpereigenes Darmgewebe zerstören.

Wenig später kam eine Fructose- sowie eine Lactose- und noch eine Histamin-Unverträglichkeit dazu.

Die Folge sind starke Bauchkrämpfe und »überfallartiger« Durchfall, wenn nur minimal von der vorgeschriebenen Diät abgewichen oder ein »Schadstoff« in ganz geringer Menge versehentlich eingenommen wurde. Die Besorgung der Nahrungsmittel und ihre Zubereitung nimmt sehr viel Zeit in Anspruch und ist für einen alten Menschen nervenaufreibend. Außerdem fürchtet Herr Sch., nicht rechtzeitig eine Toilette zu finden, wenn er sich außer Haus bewegt, weshalb die Einkaufszeit genau geplant werden muss.

Des Weiteren leidet Herr Sch. an einem Prostatakarzinom. Es hat (noch) nicht metastasiert und wird hormonell behandelt. Unter den Nebenwirkungen leidet er sehr. Näher spezifizieren möchte er diese nicht.

Lebenssituation und daraus resultierender Sterbewunsch:

Das Ehepaar Sch. lebt in einer Drei-Zimmer-Wohnung in der Ortsmitte von W. und versorgt sich selbst. Frau Sch.s Allgemeinzustand ist sehr schlecht. Da das Ehepaar keine Hilfe eines Pflegedienstes in Anspruch nimmt, trägt Herr Sch. die Pflege seiner Frau alleine. Bei unserem Gespräch hatte ich den Eindruck, dass das Paar sehr gut aufeinander eingespielt ist. Gleichwohl dürfte Herr Sch. mit der Sorge um seine Frau und sich überlastet sein. Im Antrag beschreibt Herr Sch. dies so: »Aus einem ausgefüllten und erfüllten Leben wurde ein Leben, das immer mehr Vermeidungsstrategien erforderte und sich zunehmend auf die Erfüllung elementarster Bedürfnisse reduzierte.«

Sowohl im Antrag wie auch im Gespräch äußert er große Angst davor, dass er und seine Frau in ein Pflegeheim umziehen müssen. Davor graut ihnen. Das wollen sie unbedingt vermeiden, haben sie doch schlimme Erfahrungen in den Krankenhäusern und Reha-Einrichtungen gemacht, in denen Frau Sch. über längere Zeit hinweg behandelt wurde.

Entscheidungsfähigkeit

Ist gegeben. Weder im Gespräch noch aus den Unterlagen ergeben sich irgendwelche Anhaltspunkte, an Herrn Sch.s Einwilligungsfähigkeit zu zweifeln.

Wohlerwogenheit

Ist gegeben. Herr Sch. schätzt seine Lage und die seiner Frau realistisch ein. Das Ehepaar wird sein Leben so wie bisher nicht mehr lange alleine bewältigen können. Die Alternative »Pflegeheim« hat das Ehepaar bedacht, aber angesichts eigener Erfahrungen in Krankenhäusern und Reha-Einrichtungen sowie aus fremden Schilderungen aus dem Bekanntenkreis als für sich nicht annehmbar verworfen. Herr Sch. betont, dass er nicht von seiner Frau getrennt leben möchte. Er hält es zudem für unvorstellbar, dass in der Großküche eines Pflegeheims eine so strenge Diät zubereitet werden kann, wie er sie benötigt. Auch einen Pflegedienst, der ins Haus kommt, lehnt er ab.

Der Wunsch, gemeinsam in den Freitod zu gehen, besteht seit Verkündung des Bundesverfassungsurteils vom 26.02.2021. Damals begab sich das Paar auf die Suche einer »Sterbehilfegesellschaft« in Deutschland. Da es keinen Internet-Zugang besitzt, schrieb Herr Sch. aufgrund eines Artikels im »Spiegel« an dessen Redaktion, die die Adresse der DGHS mitteilte. Seitdem haben die beiden ihren gemeinsamen Freitodwunsch beharrlich verfolgt. Somit ist auch die Konstanz des Sterbewunsches zu bejahen.

Freiverantwortlichkeit

Ist gegeben. Angesichts der im Vorangegangenen dargelegten Erwägungen des Ehepaares wird deutlich, dass seine Entscheidung, eine Freitodbegleitung in Anspruch zu nehmen, eine autonome Entscheidung beider ist, die frei vom Einfluss oder gar einem Drängen Dritter getroffen wurde. Schwieriger ist es, die Autonomie eines jeden einzelnen Ehepartners gegen die des anderen abzugrenzen, angesichts der starken Verbundenheit und des »inneren Gleichklangs« wie er im Antrag beschrieben wird. Die Eheleute kennen sich seit 64 Jahren und sind seit 60 Jahren verheiratet. Die (ungewollte) Kinderlosigkeit hat die gegenseitige Bindung und die – wie sie schildern – besondere Eintracht verstärkt. Herr Sch. ist der nach außen Auftretende und Handelnde, da seine Frau gesundheitlich stärker eingeschränkt ist. Beide fürchten jedoch die drohende Einsamkeit durch den Tod des jeweils anderen. Deshalb sind diese äußeren, unbeeinflussbaren Faktoren als maßgeblich für Herrn Sch.s Freitodwunsch anzusehen und nicht etwa der Wunsch oder gar ein Drängen seiner Frau.

Familiäre Situation und Lebenslauf

Die Ehe der Sch. blieb kinderlos. Zu seinen beiden Brüdern hat Herr Sch. kaum Kontakt.

Herr Sch. ist gelernter Steuerberater und arbeitete zunächst selbstständig in einer eigenen Kanzlei in F., bewarb sich dann aber erfolgreich als Referatsleiter beim Bundeszentralamt für Steuern in Bonn. Dort wirkte er bei den Außenprüfungen von Konzernen durch die Länder mit. Dadurch sammelte er für die Behörde Prüfungserfahrungen im gesamten Bundesgebiet, damit auf die gleiche Besteuerung gleichartiger Sachverhalte hingewirkt werden konnte. Damals pendelte er zwischen Bonn, wo er eine kleine Wohnung hatte, und B., wo das Ehepaar ein »Traumhaus« bewohnte, hin und her. Der Ehe tat das keinen Abbruch. »Im Gegenteil,« meint er, »da wir beide niemals einen Fernseher hatten, haben wir telefoniert und uns vor allem geschrieben«. »Liebesbriefe!«, fügt er hinzu. In den Ferien unternahm das Paar öfters extreme Hoch- und Gletschertouren (mit Führer) in den österreichischen Alpen. Nachdem dies wegen einer Kniearthritis bei Herrn Sch. nicht mehr möglich war, verbrachten die Sch. jahrelang Urlaub an der Nordsee auf den Ostfriesischen Inseln, davon mehrmals auf Spiekeroog.

Persönlicher Eindruck

Die Sch. machen auf mich den Eindruck eines alten, sehr vertrauten Ehepaares, das ein wenig »aus der Zeit gefallen« zu sein scheint. Sie sind allein mit der Bewältigung ihres Alltags beschäftigt und ich befürchte, dass sie dies nicht mehr lange so durchhalten werden, zumal Frau Sch. körperlich sehr schwach und deshalb auf die Hilfe ihres Mannes unbedingt angewiesen ist. Da die Sch. auf keinen Fall in ein Pflegeheim ziehen möchten und auch sonst keine fremde Hilfe annehmen wollen, ist es für mich nachvollziehbar, dass für diese beiden der gemeinsame Freitod die »Lösung« darstellt. Dieser Entschluss wurde von Herrn Sch. autonom gefasst und ist wohlerwogen. Es bestehen keine Zweifel an Herrn Sch.s Einwilligungsfähigkeit. Somit steht der Vermittlung eines zur Freitodbegleitung bereiten Arztes nichts entgegen.
Die Freitoderklärung und die Entbindung von der Garantenpflicht wurden mit Herrn Sch. besprochen.

Weiteres Vorgehen

Die Freitodbegleitung soll in der Sch.'schen Wohnung stattfinden. Herr Sch. macht mich darauf aufmerksam, dass donnerstags Vormittag in B. Markttag ist und keine Parkplätze frei sind. Das Ehepaar bittet inständig um eine schnelle Vermittlung. Herr und Frau Sch. gestatten dankenswerter Weise eine Hospitanz bei ihrer Freitodbegleitung.

Anmerkung

Die Problematik der verschiedenen Erbfolge, je nachdem wer zuerst stirbt, wurde angesprochen. Sie ist in diesem Fall jedoch bedeutungslos, da das Ehepaar sich gegenseitig als Vorerben und Herrn Sch.s Neffen als Nacherben eingesetzt hat.

(Datum und Unterschrift im Mai 2021/XX)

Dritter Schritt: Zweitgespräch

Bericht zur abschließenden Abklärung der Freitodwünsche von

Sch., Klaus, geb. (Datum im Jahr 1937)
Sch., W., geb. (Datum im Jahr 1941)
wohnhaft: (Anschrift)

In meiner Funktion als verantwortlicher Freitodbegleiter besuchte ich am (Datum im Juni 2021) das Ehepaar Sch. zur Abklärung ihres Freitodwunsches. Bei dem ca. 2½-stündigen Gespräch waren keine weiteren Personen anwesend.

Folgende Unterlagen bzw. Informationen betr. Herrn Klaus Sch. lagen mir vor:

- Bericht Vorabklärung: (Datum, Name)
- Arztbrief Internist: (Datum), Dr. M.
- Arztbrief Urologe: (Datum) Dr. Sch.
- Anträge d. Ehepaars für FTB: (Daten), Hr. + Fr. Sch. mehrere längere Telefonate: (Daten im Juni 2021) Hr. Sch./(Arzt)

Lebensumstände und Freitodwunsch von Herrn Sch.

Herr Sch. sei gelernter Steuerberater, habe ein eigenes Steuerberatungsbüro geführt und danach sieben Jahre lang als Referatsleiter in der Bundeszentrale in Bonn gearbeitet.
    Seit 60 Jahren sei er verheiratet. Die Ehe sei zwar kinderlos geblieben, jedoch bis heute sehr glücklich gewesen.
    In der aktuellen Mietwohnung in W. lebe Herr Sch. mit seiner Ehefrau seit zwölf Jahren. Momentan könne er sich zwar noch selbst versorgen, komme jedoch zunehmend an seine Grenzen. Er erledige praktisch den ganzen Haushalt alleine, da seine Frau ganz auf ihn angewiesen sei. Beide Ehepartner seien sich darin einig, dass sie sowohl eine ambulante Pflege als auch eine Betreuung in einem Pflegeheim entschieden ablehnen.
    Herr Sch. leide seit zehn Jahren unter einer chronischen Autoimmunerkrankung des Magen-Darm-Traktes (Zöliakie). Seine Beschwerden bestünden vor allem aus starken Bauchkrämpfen und häufigen, oft überfallartigen Durchfällen.
    Neben der schwierigen Beschaffung geeigneter Lebensmittel gestalte sich der gesamte Alltag von Herrn Sch. durch die Unberechenbarkeit der Darmfunktion als äußerst problematisch und sehr belastend. Ein zusätzliches gesundheitliches Problem sei ein Prostatakarzinom, das hormonell behandelt werde.
    Wegen verlorener Lebensqualität wolle er seinen Leidenszustand nicht länger ertragen und deshalb gemeinsam mit seiner Ehefrau die Hilfe für einen assistieren Suizid in Anspruch nehmen.

Befunde für Hr. Sch.

Herr Sch. zeigt sich im Gespräch aufmerksam, offen und kommunikativ. Zu allen abgefragten Punkten ist er gut orientiert. Hinweise für kognitive Einschränkungen bestehen nicht. Seine Entscheidung für einen assistieren Suizid begründet er gut nachvollziehbar und sehr klar.

Abklärung von Frau Sch. Folgende Unterlagen bzw. Informationen lagen mir vor für Fr. Waltraud Sch.:

- Bericht Vorabklärung FTB: (Datum im Mai 2021), YY
- Antrag auf FTB: (Daten) Waltraud Sch.
- Klinikbericht: (Datum im April 2018), Klinikum S., Neurochirurgie
- Klinikbericht: (Datum im April 2018), Kliniken Sch.
- Klinikbericht: (Datum im Mai 2019), R. Klinik, Orthopädie
- Bericht Internist: (Datum im August 2016), Dr. H.

Lebensumstände und Freitodwunsch von Frau Sch.

Frau Sch. habe die Handelsschule absolviert und einen Abschluss als Kontoristin gemacht. Nach einigen Jahren in einer Firma habe sie dann im Steuerbüro ihres Mannes mitgearbeitet.

Kinderlos sei sie deshalb geblieben, weil ihr wegen einer chronischen Nierenbeckenentzündung davon abgeraten worden sei, schwanger zu werden.

2018 habe sie eine Blutung im Kleinhirn erlitten, die in der Folge zu massiven Störungen beim Sprechen und Gehen führten. Dies sei ein massiver Einschnitt in ihr bis dahin zufriedenes Leben gewesen. 2019 sei sie schwer gestürzt und habe sich einen komplizierten Beckenbruch zugezogen, der eine längere stationäre Behandlung erforderte. Seitdem sei sie wegen Schwindel wiederholt gestürzt (zuletzt im Mai 2021) und deshalb in ihrer Bewegungsfähigkeit trotz Rollator massiv eingeschränkt.

Wegen der motorischen Behinderung beim Sprechen (Dysarthrie) sei sie immer auf die Unterstützung ihres Ehemannes angewiesen. Zudem leide sie unter einem sog. Thoraxmagen, der ihr im Alltag ständig Schmerzen und Beschwerden nach dem Essen bereite. Auch deshalb wiege sie inzwischen nur noch 38 kg.

Insgesamt hätten all diese Umstände zu einem sehr zurückgezogenen Leben geführt. Die Hilfe eines externen Pflegedienstes lehne sie ab. Und ein Pflegeheim komme für sie ganz sicher nicht infrage.

In einem begleiteten Suizid mit ihrem Ehemann sehe sie die einzige Möglichkeit ihren Leidenszustand zu beenden. Alles andere betrachte sie nur als eine unnötige Verlängerung ihres Leidens, da sie jetzt »einfach genug habe«.

Auch während der früheren, häufigen beruflichen Abwesenheiten ihres Ehemanns habe sie immer ihre Selbstständigkeit bewahren können. Sie sei von ihrem Ehemann in keinster Weise zu diesem Suizid gedrängt wurde.

Befunde

Frau Sch. ist sehr gebrechlich, geschwächt und stark abgemagert. Dennoch ist sie während des Gesprächs aufmerksam, zugewandt und sichtlich angestrengt bemüht, das Gespräch aufrecht zu erhalten. Sie ist zu allen Qualitäten orientiert und jederzeit in der Lage, auf alle Fragen adäquat einzugehen. Hinweise auf kognitive Defizite sind nicht erkennbar. Ihre emotionale Schwingungsfähigkeit ist erhalten.

Ihren Wunsch nach einem begleiteten Suizid bringt sie klar und zweifelsfrei zum Ausdruck.

An ihrer Entscheidungsfähigkeit besteht keinerlei Zweifel.

Sie ist in der Lage, ihre sehr beschränkten Alternativen realistisch einzuschätzen und daraus eine nachvollziehbare Entscheidung für einen assistierten Suizid zu treffen.

Somit ist auch die Wohlerwogenheit ihrer Entscheidung gegeben.

Die Dauerhaftigkeit ihres Sterbewunsches ist ebenfalls gegeben, da sich ihr Freitodwunsch seit März 2020 kontinuierlich gefestigt hat.

Fazit/Zusammenfassung

Aufgrund der vorliegenden Informationen, vor dem Hintergrund meiner langjährigen Tätigkeit als Freitodbegleiter in der Schweiz sowie in Kenntnis der aktuellen Rechtslage in Deutschland komme ich zur Überzeugung, dass sämtliche Voraussetzungen für die Freitodbegleitungen von Frau und Herr Sch. erfüllt sind.

Vor dem Hintergrund der sehr zurückgezogenen Lebensweise wird deutlich, dass die Ehefrau von der Hilfe ihres Ehemannes sehr abhängig ist. Umgekehrt ist eine emotionale Abhängigkeit des Ehemanns nach 60-jähriger Ehe festzustellen.

Diese gegenseitige tiefe Verbundenheit und Wertschätzung bedeuten für beide den Kernpunkt ihrer Lebensqualität. Beim Ehemann kommt dies durch eine sehr liebevolle und fürsorgliche Unterstützung seiner Ehefrau zum Ausdruck.

Für Frau Sch. steht aufgrund ihres äußerst mühevollen und sehr eingeschränkten Alltags ihr Leidensdruck im Vordergrund.

Da auch ich den gemeinsamen Sterbewunsch von Frau und Herrn Sch. voll einfühlen und nachvollziehen kann bin ich bereit, sie beide bei der Erfüllung ihres Wunsches zu unterstützen.

Weil das für einen assistierten Suizid am besten geeignete Mittel NAP (Natrium-Pentobarbital) bislang in Deutschland nicht zur Verfügung steht, werde ich stattdessen das Barbiturat und Narkosemittel T. verwenden. Dieses kann jedoch ausschließlich intravenös angewendet werden. Deshalb werde ich beiden Sterbewilligen je einen venösen Zugang mit einer Kochsalzlösung legen.

Eine vorbereitete Infusion mit jeweils (Menge und Mittel) wird dann angeschlossen, muss jedoch anschließend *zwingend* von Frau Sch. und Herrn Sch. jeweils *eigenhändig* in Gang gesetzt werden, damit auch die Bedingungen der Tatherrschaft erfüllt sind.

(Datum und Unterschrift des Arztes)

Vierter Schritt: Freitoderklärung

Freitoderklärung

Entscheidungs- und einwilligungsfähig, autonom und nach reiflicher Überlegung mache ich heute von meinem Recht Gebrauch, selbst über die Beendigung meines Lebens zu bestimmen.

Ich, Waltraud Sch., geb. (Datum im Jahr 1941), leite heute, am (Datum im Juni 2021) meinen Freitod (Suizid) ein. Ich tue dies wohlerwogen sowie auf eigene Verantwortung und erkläre den meinen Freitod begleitenden Arzt, Herrn Dr. med. ZZ, in keiner Weise haftbar zu machen. Ich beauftrage Herrn Rechtsanwalt YY (Name und Anschrift), meine rechtlichen Interessen im Zusammenhang mit meinem Freitod zu vertreten und durchzusetzen.

Auf meinen ausdrücklichen Wunsch sind Herr Dr. med. ZZ,
XX,
YY (Hospitant) als Zeugen anwesend.
(Ort, Datum Und Unterschrift Waldtraut Sch.)

Freitoderklärung

Entscheidungs- und einwilligungsfähig, autonom und nach reiflicher Überlegung mache ich heute von meinem Recht Gebrauch, selbst über die Beendigung meines Lebens zu bestimmen.

Ich, Klaus Sch., geb. (Datum im Jahr 1937), leite heute, am (Datum im Juni 2021) meinen Freitod (Suizid) ein. Ich tue dies wohlerwogen sowie auf eigene Verantwortung und erkläre den meinen Freitod begleitenden Arzt, Herrn Dr. med. ZZ, in keiner Weise haftbar zu machen. Ich beauftrage Herrn Rechtsanwalt (Name und Anschrift), meine rechtlichen Interessen im Zusammenhang mit meinem Freitod zu vertreten und durchzusetzen.

Auf meinen ausdrücklichen Wunsch sind Herr Dr. med. ZZ, XX und YY (Hospitant) als Zeugen anwesend.
(Ort, Datum und Unterschrift Klaus Sch.)

Fünfter Schritt: Entbindung von der Garantenpflicht beim Freitod (Suizid)

Entbindung von der Garantenpflicht beim Freitod (Suizid)

Ich, Waltraud Sch., geb. (Datum im Juni 1941), erkläre hiermit folgenden Sachverhalt: Ich bin im Vollbesitz meiner geistigen Kräfte, insbesondere einwilligungs- und entscheidungsfähig. Meinen Freitod und diese Erklärung habe ich mir sehr gut überlegt, und zwar ohne äußere Einflüsse.

Wegen meines schlechten Allgemeinzustandes, der letztlich die Folge der Kleinhirnblutung im Jahr 2018 ist und sich in einer sehr stark eingeschränkten Beweglichkeit äußert, die schon zu vielen Stürzen mit Brüchen geführt hat, möchte ich nicht mehr weiterleben. Hinzu kommen die Beschwerden des Thoraxmagens und der beschädigten Stimmbänder.

Um weitere Abhängigkeit von anderen und ein noch schwereres Leiden verbunden mit Pflegebedürftigkeit zu vermeiden, möchte ich mittels eines begleiteten Freitods (assistierten Suizids) aus dem Leben scheiden.

Herr Dr. med. ZZ hat mich am (Datum im Juni 2021) noch einmal ausführlich hierzu mündlich beraten und sich bereit erklärt, meinen Freitod zu begleiten.

Während der Durchführung meines Freitodes untersage ich Herrn Dr. ZZ und allen anderen Anwesenden irgendwelche Rettungsmaßnahmen zu unternehmen. Dies gilt selbstverständlich auch für die gesamte Phase meiner Bewusstlosigkeit bis zu meinem Tod. Keinesfalls soll, gleich was passiert, ein Notarzt hinzugerufen werden.

Insofern entbinde ich alle Anwesenden vollumfänglich von der Garantenpflicht für mein Leben, so sie überhaupt bestehen sollte.
(Ort, Datum und Unterschrift Waltraut Sch.)

Entbindung von der Garantenpflicht beim Freitod (Suizid)

Ich, Klaus Sch., geb. (Datum im Jahr 1937), erkläre hiermit folgenden Sachverhalt:

Ich bin im Vollbesitz meiner geistigen Kräfte, insbesondere einwilligungs- und entscheidungsfähig. Meinen Freitod und diese Erklärung habe ich mir sehr gut überlegt, und zwar ohne äußere Einflüsse. Wegen meiner vielen Magen-Darm-Erkrankungen (Zöliakie, Fructose- Lactose- und Histamin-Unverträglichkeit) und den damit verbundenen unzumutbaren Lebenseinschränkungen sowie wegen meines Prostatakarzinoms und den sehr unangenehmen Nebenwirkungen seiner Behandlung möchte ich nicht mehr weiterleben.

Um Abhängigkeit von anderen und ein weiteres schweres Leiden verbunden mit Pflegebedürftigkeit zu vermeiden, möchte ich mittels eines begleiteten Freitods (assistierten Suizids) aus dem Leben scheiden.

Herr Dr. med. ZZ hat mich am (Datum im Jahr 2021) noch einmal ausführlich hierzu mündlich beraten und sich bereit erklärt, meinen Freitod zu begleiten.

Während der Durchführung meines Freitodes untersage ich Herrn Dr. ZZ und allen anderen Anwesenden irgendwelche Rettungsmaßnahmen zu unternehmen. Dies gilt selbstverständlich auch für die gesamte Phase meiner Bewusstlosigkeit bis zu meinem Tod. Keinesfalls soll, gleich was passiert, ein Notarzt hinzugerufen werden.

Insofern entbinde ich alle Anwesenden vollumfänglich von der Garantenpflicht für mein Leben, so sie überhaupt bestehen sollte.
(Ort, Datum und Unterschrift Klaus Sch.)

Sechster Schritt: Protokoll der Freitodbegleitung

Protokoll der Freitodbegleitung vom (Datum im Juni) 2021

FTB von: Sch. Waltraud, geb. (1941)
Sch., Klaus, geb. (1937)
Ort der FTB: (Adresse im Ort W.)
FT-Begleitpersonen: Name des Arztes
Name des Juristen
Anwesende Zeugen: (keine)
Datumsangabe: xx.xx.xxxx

Uhrzeit	Vorgang
9.30 Uhr	Eintreffen am FTB-Ort
9.45 Uhr	Letzte Abklärungen FT-Wunsch
9.50 Uhr	Unterschrift FT-Erklärung
9.55 Uhr	Legen zweier venöser Zugänge
10.10 Uhr	Vorbereitung des Sterbemittels
10.32 Uhr	Infusion in Gang gesetzt von Frau Sch.
10.35 Uhr	Infusion in Gang gesetzt von Herr Sch.
10.33 Uhr	Einschlafen Frau Sch.
10.36 Uhr	Einschlafen Herr Sch.
10.36 Uhr	Feststellung fehlender Lebenszeichen/Atemstillstand Frau Sch.
10.46 Uhr	Feststellung fehlender Lebenszeichen/Atemstillstand Herr Sch.
10.55 Uhr	Verständigung der Kriminalpolizei
11.30 Uhr	Eintreffen der Streifenpolizei
12.03 Uhr	Eintreffen der Kriminalpolizei

11.2.2 Zweiter Beispielfall in einer Komplett-Dokumentation/Falldokumentation Freitodbegleitung T.

Erster Schritt: Antrag

Antrag auf Vermittlung einer ärztlichen Freitodbegleitung

Sehr geehrte Damen und Herren,

mit diesem Schreiben bitte ich um Freitodbegleitung. Seit circa sieben Jahren spüre ich Symptome einer Krankheit, die seit einem Kopf-MRT Anfang Dezember 2016 einen Namen hat: Multisystem-atrophie (MSA). Bis zu diesem Zeitpunkt hatte ich die Hoffnung, dass Ich eine weniger schwerwiegende Diagnose wie z. B. Parkinson erhalten würde. Die Befunde aus ambulanter und dann auch stationärer Diagnostik an der (Name der Klinik) bestätigten, was ich erlebte: Ich bin schwer erkrankt. Inzwischen hatte und habe ich akzeptiert, dass es mich getroffen hat; auch vorher haderte ich nicht mit meinem Schicksal, sondern nahm es hin – soweit das möglich ist. Natürlich ist die Krankheit täglich präsent, aber ich habe immerhin keine totalen Katastrophenfantasien, weil ich weiß, dass ich selbst bestimmen kann und werde, wie weit ich den weitestgehend unbeeinflussbaren Leidensweg, der sukzessive zur Quälerei wurde, gehen werde.

Seit Jahrzehnten hat sich meine positive Einstellung zur selbstbestimmten Beendigung eines als unerträglich empfundenen Lebens nicht geändert. So konnte ich den Prozess des Schwindens meiner Fähigkeiten etwas gefasster erleben. Im Jahr 2017 bis heute verschlechterte sich mein Zustand immer mehr. Ich sitze im Rollstuhl, ich kann mich mangels Kraft darin fast nicht fortbewegen, habe komplett meine Sprache verloren, kann mich im Bett nicht mehr drehen, kann nicht mehr mit Besteck essen, benötige Hilfe beim An- und Ausziehen, bei Toilettengängen und bei der Körperhygiene, habe jegliche feinmotorischen Fertigkeiten eingebüßt, mir fällt täglich mehrfach etwas aus der Hand, ich sabbere, habe Schmerzen in Beinen und Nacken etc. Jede Handlung ist ein mühseliger, misserfolgsgefährdeter Akt. Das Ausmaß an Einschränkungen in der Lebensqualität, das ich hinzunehmen bereit bin, ist für mich erreicht. Ich lebe gerne, aber für mich sind Bewegung/Mobilität, Kommunikation und Selbstbesorgung in einer Art zentral, die ich für mich als nicht hintergehbar, es sei denn um den Preis von ständigem Unglücklich-Fühlen, erlebe. Es ist zwar erstaunlich, an welche Einschränkungen ich mich duldsam und kreativ angepasst habe und wie ich mich an ein Leben mit Behinderungen gewöhnt habe. Aber nun ist der Punkt erreicht, dass ich für mich ein Leben im Rollstuhl und ohne Sprechen, gepaart mit parallel auftretenden vielfältigen weiteren basalen Funktionsbeeinträchtigungen, als nicht mehr lebenswert empfinde.

Ich hatte in den letzten Jahren viele Gespräche über das Lebensende und über meinen Tod – mit meiner Frau, mit meiner Tochter, mit Verwandtschaft, Freundinnen und Kolleginnen.

Ich habe meine Entscheidung nicht leichtfertig getroffen. Dabei spielte auch das Sterben unter palliativmedizinischen Bedingungen eine Rolle. Für mich steht fest, dass ich meine letzten Lebensmonate nicht unter mir unerträglichen Einschränkungen verbringen möchte, vegetierend, als Aufrechterhaltung von Funktionen, so empfinde ich. Andere mögen das anders sehen.

Eine ganz besondere, positive Bedeutung hat meine Frau – u. a. hinsichtlich der Krankheitsbewältigung, der Last der Krankheitsfolgen und des nahenden Endes. Es schmerzt mich sehr, ihr den Verlust zuzufügen. Ohne sie hätte ich nicht so lange durchgehalten. Sie trägt meine Entscheidung mit, auch weil sie Leid und Leiden hautnah mitbekommt.

Ich bin nicht verzweifelt und nicht depressiv. Es ist mein eigener entschiedener Wille, unter den gegebenen Umständen den Freitod zu wählen. Ich bin irreversibel

und unbehandelbar erkrankt und möchte am liebsten in meiner Wohnung in (Stadt) sterben. In aller Eindeutigkeit, Klarheit und Unerschütterlichkeit mit freundlichen Grüßen
(Unterschrift)

Anlagen

- Lebensbericht
- Befund stationäre Diagnostik (Januar/April 2017)
- Befund ambulante Diagnostik (Mai/August 20017)

Zweiter Schritt: Erstgespräch

Erstgespräch (Jurist) zur Abklärung des Freitodwunsches

Freitodwillige Person:	T., Prof. Dr.
Geburtsdatum:	(Datum)
Abklärende Person:	XX
Datum Erstgespräch:	(Datum im Juni 2021)
Wohnort:	(Anschrift)
Erstkontakt:	(Datum im Mai 2021)
Ort und Zeit des Treffens:	(Ort und Datum) im Juni 2021 von 15:00 bis 16:15 Uhr
DGHS-Mitglied:	seit (Datum im Jahr.2021)
Mitglieds-Nr.:	Nr. XX
Zusätzlich anwesend waren:	Frau (Ehefrau) und (Tochter)
Angehörige/Bekannte:	(Daten zur Ehefrau); (Daten zur Tochter)

Behandelnde Ärzte/innen

Dr. med. N., FA für Neurologie (Anschrift)

Krankenunterlagen/Arztberichte

Die relevanten Krankenunterlagen liegen dem Unterzeichnenden seit dem (Datum im Mai) 2021 vor.

Weitere Unterlagen

Liegen nicht vor.

Relevante Diagnosen

- Multisystem-Atrophie vom parkinsonoiden Typ (MSA-p)
- Die Motorik von Herrn Prof. Dr. T. ist krankheitsbedingt sehr stark eingeschränkt. Er kann sich aufgrund des zerstörten Sprachzentrums nur noch rudimentär artikulieren.

Freitodwunsch

Der Freitodwunsch von Herrn Prof. Dr. T. wurde bereits in seinem am 13.05.2021 zugegangen Schreiben dargelegt. Für Herrn Prof. Dr. T. ist Autonomie und Selbstbestimmung sehr wichtig. Sein ganzes Leben war davon geprägt. Seit 2017 verschlechtert sich der gesundheitlicher Allgemeinzustand von Herrn Prof. Dr. T. Er sitzt seit 2019 im Rollstuhl und kann sich mangels Kraft mit diesem kaum alleine fortbewegen. Seit sechs Monate hat sich sein Zustand extrem verschlechtert. So hat er weitgehend seine Sprache verloren, kann sich im Bett nicht mehr drehen. Er benötigt Hilfe beim An- und Ausziehen, bei Toilettengängen und bei der Körperpflege. Er hat ständige Schmerzen, insbesondere in den Beinen und im Nacken. Nach Aussagen von Herrn Prof. Dr. T. lebe er gerne, jedoch seien für ihn Bewegung/Mobilität, Kommunikation und Selbstbesorgung zentrale Elemente eines lebenswerten Lebens. Der Verlust seiner Sprache sei für ihn als sehr eloquenter und kommunikativer Mensch fast das Schlimmste. Sein Leben sei spätestens mit Beginn der extremen Verschlechterung kein lebenswertes Leben mehr, daher wolle er eine ärztliche Freitodbegleitung in Anspruch nehmen.

Eine stationäre oder in Form einer 24-Stunden-Pflege ambulante Pflegeeinrichtung sei für ihn keine Option. Gleiches gelte für eine hospizliche Versorgung, wenn diese denn schon in seinem derzeitigen Zustand in Frage komme. Im Hinblick auf eine grundsätzlich mögliche (spätere) palliativmedizinische Versorgung teile mir Herr Prof. Dr. T. mit, dass dies für ihn keine Alternative sei. Er habe unumstößlich beschlossen eine ärztliche Freitodbegleitung in Anspruch nehmen zu wollen. Sein Zustand könne auch durch eine palliativmedizinische Versorgung nicht signifikant verbessert werden.

Er habe schon vor einiger Zeit mit seinem Arzt, Herrn Dr. med. N., gesprochen. Dieser habe zwar Verständnis für den Freitodwunsch von Herrn Prof. Dr. T. gezeigt, aber klar signalisiert, dass er ihm keine Unterstützung zuteilwerden lasse.

Sowohl seine Frau als auch seine Tochter haben viel und lange über den Freitodwunsch ihres Mannes/Vaters gesprochen. Sie sind zwar über dessen Entscheidung sehr traurig, respektieren und unterstütze ihn jedoch in seiner selbstbestimmten Entscheidung.

Voraussetzungen für eine Freitodbegleitung

- *Entscheidungsfähigkeit* ist gegeben (jeweils eigene Einschätzung).
- *Wohlerwogenheit* ist gegeben.

- Freiverantwortlichkeit ist gegeben; insbesondere liegen keinerlei Anhaltspunkte für eine Beeinflussung durch Dritte vor.
- Die Konstanz der Suizidentscheidung von Herrn Dr. T. liegt ebenfalls vor. Herr Prof. Dr. T. beschäftigt sich aufgrund seines immer schlechter werdenden Gesundheitszustandes seit längerer Zeit intensiv mit der Frage seines Freitods und plant diesen seit Monaten ganz konkret.

Die Freitoderklärung und die Entbindung von der Garantenpflicht wurden mit Herrn Prof. Dr. T. besprochen.

Geplante Freitodbegleitung: Ort (Adresse Privatwohnung)
Zeitpunkt: Juli 2021
Anwesend bei der FTB: XX und ZZ

Familiäre Verhältnisse

Herr Prof. Dr. T. ist seit 1994 mit seiner Frau K. verheiratet. Aus der Ehe ging eine Tochter, L. (26 J.), hervor, die mit ihrem Partner in einer eigenen Wohnung lebt. Nach eigenen Aussagen führt Herr Prof. Dr. T. mit seiner Frau eine Beziehung, die durch wechselseitige Anerkennung, tiefe Wertschätzung, Respekt und Fairness gekennzeichnet ist. Zu seiner Tochter hat Herr Prof. Dr. T. ein eigenes, nahes Verhältnis. Zu seinem Bruder und seiner Schwester habe er regelmäßigen, konfliktfreien Kontakt. Seine beiden Eltern starben beide an Schlaganfällen (der Vater 1976, die Mutter 1995).

Sowohl mit seiner Frau als auch mit seiner Tochter hat Herr Prof. Dr. T. in den letzten Monaten ausführlich über seinen Freitodwunsch gesprochen. Obwohl es ihnen schwerfällt, respektieren sie seinen Wunsch und können diesen auch nachvollziehen. Seine Frau trägt seine Entscheidung mit.

Beruflicher Lebensweg

Herr Dr. T. studierte Germanistik und Politologie von 1972 bis 1977, danach von 1981 bis 1984 Erziehungswissenschaften mit dem Schwerpunkt Sozialpädagogik. In den 1980er Jahren arbeitete Herr Dr. T. in der Drogentherapie einer Jugendstrafanstalt, in der Familienhilfe und als Volkshochschuldozent. Er absolvierte das Referendariat an einem Gymnasium. Danach war er in einem Schülerhort tätig und im Betreuten Jugendwohnen. In den 1990er Jahren vollzog er die Wissenschaftliche Begleitung und Projektentwicklung bei einem Jugendhilfeträger.

Seit 2005 ist Herr Dr. T. Professor an einer Hochschule in B. Seit 2019 befindet er sich im Ruhestand. Herr Prof. Dr. T. ist systemischer Supervisor und Gestalttherapeut. Er hatte Lehraufträge an mehreren Universitäten und Fachhochschulen. Seine Forschungsschwerpunkte sind Schuldistanz und Hilfen zur Erziehung.

Herr Prof. Dr. T. hat zahlreiche Fachbücher veröffentlicht. Sein letztes Buch, das 2020 veröffentlicht wurde, schrieb er unter erschwerten Bedingungen.

Persönlicher Eindruck

Das Gespräch fand in der Wohnung von Herrn Prof. Dr. T. statt. Es war von einer angenehmen und sehr offenen Atmosphäre geprägt. Aufgrund des fast völligen Verlustes seines Sprachvermögens, unter dem er als sehr kommunikativer und eloquenter Hochschullehrer besonders leidet, musste die Kommunikation überwiegend nonverbal und mittels der »Übersetzung« seiner Ehefrau erfolgen. Im Rahmen des kommunikativ Möglichen, wurde nicht nur über den derzeitigen gesundheitlichen Zustand von Herrn Prof. Dr. T. und mögliche medizinische-pflegerische Alternativen, insbesondere (palliativ)medizinische Alternativen, sondern auch über seine vielfältige publizistische Tätigkeit und seine außergewöhnlich umfangreiche Auslandsreisetätigkeit, die sich über einige Jahrzehnte hinzog, gesprochen. Herr Prof. Dr. T. hat nach eigenen Aussagen ein sehr erfülltes Leben gehabt. Da alles, was nun komme, mit seinem Lebensentwurf nichts mehr zu tun habe, möchte er dem jetzt schon bestehenden massiven Leid möglichst zeitnah ein freiverantwortliches Ende setzen.

Herr Prof. Dr. T. ist außergewöhnlich intelligent, gebildet und sehr reflektiert. Es bestehen bei ihm keine Anzeichen für kognitive Einschränkungen. Auch in den vorliegenden Krankenunterlagen gibt es keine Anhaltspunkte für eine Einschränkung seiner kognitiven Fähigkeiten.

Im Laufe des Gespräches hat der Unterzeichnende sich davon überzeugen können, dass der Freitodwunsch von Herrn Prof. Dr. T. wohlerwogen, dauerhaft und frei von Einflüssen Dritter ist. Es bestehen bei dem Unterzeichnenden keine Zweifel darüber, dass der Freitodwunsch von Herrn Prof. Dr. T. in völligem Einklang zu seinem Selbstbild und seinem Selbstverständnis steht. Darüber hinaus sind die von ihm vorgebrachten Gründe für seinen Freitodwunsch auch für einen außenstehenden Dritten sehr gut nachvollziehbar.

Weiteres Vorgehen

Es fand eine Absprache dahingehend statt, dass ich Herrn Dr. med. XX unverzüglich in Kenntnis setze, damit dieser zeitnah einen Termin für ein ärztliches Informations- und Abschlussgespräch mit Herrn Prof. Dr. T. und dessen Ehefrau vereinbaren kann.
(Name und Anschrift des Juristen)
(Datum im Juli 2021)

Dritter Schritt: Zweitgespräch

Zweitgespräch (Arzt) zur Abklärung des Freitodwunsches

Betr.: T., Prof. Dr., geb. (Datum), Adresse.
Gespräch am (Datum im Juli 2021), 18:00 bis 19:00 Uhr in der Wohnung von Herrn T.
Zusätzlich anwesend Frau K. (Ehefrau), und L. (Tochter).

Folgende Unterlagen lagen vor

- Arztbericht (Klinik) Neurologie vom (Datum im Jahr 2017)
- Arztbericht (Klinik) Neurologie vom (Datum im Jahr 2017)
- ärztliches Attest Dr. N., Neurologe vom (Datum im Jahr 2017)
- Antrag auf Freitodbegleitung an DGHS Mai 2021
- Lebensbericht von Prof. T. vom Mai 2021
- Gesprächsprotokoll mit XX vom (Datum im Juni 2021)

Anamnese

Seit 2015 langsam zunehmende motorische Störungen beim Gehen und Einschränkungen der Feinmotorik der Hände. Später kamen progrediente Sprachstörungen hinzu. 2017 zwei Mal stationäre Diagnostik in der Charité mit dem Ergebnis Multisystematrophie zerebellärer Typ. Fortschreitende Symptomatik trotz intensiver Logopädie und Physiotherapie. Aktuell 24-Stunden-Pflege durch die Ehefrau.

Gehunfähigkeit, Rollstuhl, fehlendes Sprachvermögen, kurze E-Mails können mit großem Kraftaufwand noch selbstständig verfasst werden. Hochgradige allgemeine Schwäche. Ständig Schmerzen in den Beinen und im Rücken.

Befund

Herr T. sitzt im Rollstuhl am Tisch. Minimaler Händedruck der li. Hand. Spastische Parese des rechten Armes. Mimische Starre, die durch kurzes Weinen bei frustranen Bewegungsversuchen unterbrochen wird. Nur rudimentäre Sprachlaute, die durch die Ehefrau und Tochter übersetzt werden. Dadurch ist die Kommunikation sehr erschwert, aber die Antworten sind logisch und folgerichtig.

Diagnosen

- Multisystematrophie vom zerebellären Typ, totale Immobilität
- fehlendes Sprachvermögen allgemeine Spastik aller Extremitäten vollständige Pflegebedürftigkeit chron. Schmerzsyndrom

Begründung des Wunsches nach Freitodbegleitung

Herr Prof. T. sieht seine völlige Abhängigkeit in allen Lebensbereichen aufgrund seiner zunehmenden Hirnatrophie als Verlust seiner Würde. Dies könne er nicht weiter erdulden und das Leben sei nur noch eine Qual. In seinem Antrag auf Freitodbegleitung hat er das ausführlich ausgeführt (s. dort). Daher wolle er seinem Leben selbstbestimmt ein Ende setzen. Eine stationäre Dauerpflege sei für ihn keine Alternative. Mit der Frage des Freitodes habe er sich schon seit Beginn seiner Krankheit intensiv auseinandergesetzt. Jetzt sei das Maß voll und er können das Leid nicht weiter ertragen.

Epikrise

Die Entscheidung zum Freitod ist von Herrn Prof. T. seit langer Zeit wohlerwogen und konstant. Es liegen keinerlei Einschränkungen seiner geistigen Leistung vor. Ein Druck von außen zum Suizid ist nicht erkennbar. Diese Einschätzung wird von der anwesenden Ehefrau und der Tochter bestätigt. Auch für mich ist die Entscheidung zum Freitod gut nachvollziehbar, und ich bin bereit, Herrn T. dabei ärztlich zu begleiten. Geplant ist die Infusion mit 7 g Thiopental, ein Barbiturat und Narkosemittel. Dabei wird Herr T. selbstverständlich die Tatherrschaft behalten und die Infusion selbst in Gang setzen. Als Termin ist der (Datum im Juli 2021) vorgesehen.
(Ort, Datum, Unterschrift des Arztes)

Vierter Schritt: Freitod-Erklärung

Freitod-Erklärung des Herrn T.

Entscheidungs- und einwilligungsfähig, nach reiflicher Überlegung und ohne Einflussnahme Dritter mache ich heute von meinem Recht Gebrauch, selbst über die Beendigung meines Lebens zu bestimmen.

Ich, Dr. Karlheinz T., geboren am (Datum), leite heute am (Datum im Juli 2021) meinen Freitod ein. Ich tue dies wohlerwogen und auf eigene Verantwortung und erkläre, den meinen Freitod begleitenden Arzt, Dr. (Name), in keiner Weise haftbar zu machen. Ich beauftrage Rechtsanwalt (Name), meine rechtlichen Interessen im Zusammenhang mit meinem Freitod zu vertreten und durchzusetzen. Auf meinen ausdrücklichen Wunsch ist RA (Name) bei meinem Freitod als Zeuge anwesend.
(Ort, Datum und Unterschrift)

Fünfter Schritt: Entbindung von der Garantenpflicht

Entbindung von der Garantenpflicht bei meinem Freitod (Suizid)

Ich, Dr. Karlheinz T., geboren am (Datum), erkläre hiermit folgenden Sachverhalt: Ich bin im Vollbesitz meiner geistigen Kräfte, insbesondere urteils- und entscheidungsfähig. Meinen Freitod und diese Erklärung habe ich mir reiflich überlegt, und zwar ohne äußere Einflüsse. Ich bin unumkehrbar schwer krank. Um mein langes und schweres leiden zu beenden, möchte ich mittels eines begleiteten Freitodes (assistierten Suizids) aus dem Leben scheiden.

Herr Dr. (Name) hat mich am (Datum im Juli 2021) noch einmal ausführlich dazu mündlich beraten und sich bereit erklärt, meinen Freitod zu begleiten.

Während der Durchführung meines Freitodes untersage ich Herrn Dr. (Name) und allen Anwesenden, irgendwelche Rettungsmaßnahmen zu unternehmen. Dies gilt selbstverständlich auch für die gesamte Phase meiner Bewusstlosigkeit bis zu meinem Tod. Keinesfalls soll, gleich was passiert, ein Notarzt hinzugewogen werden.

Insofern entbinde ich alle Anwesenden vollumfänglich von der Garantenpflicht für mein Leben, so sie überhaupt bestehen sollte.
Ort, Datum und Unterschrift

Sechster Schritt: Protokoll über die Freitodbegleitung

Protokoll über die Freitodbegleitung vom (Datum im XX) 2021

FTB von: T., Karl-Heinz, geb. 1954
Ort, Datum: (Adresse im Ort B.) im Juli 2021
Assistent: Name des Arztes

Uhrzeit	Vorgang
10.20 Uhr	Anlegen der Testinfusion mit Kochsalz-Lösung und Austesten der korrekten Lage des intravenösen Zugangs
10.25 Uhr	Letzte Abklärungen des Freitodwunsches
10.29 Uhr	Eigenhändiges Ingangsetzen der Infusion (Sterbemittel)
10.33 Uhr	Einschlafen
10.36 Uhr	Feststellung fehlender Lebenszeichen/Atemstillstand
10.38 Uhr	Kreislaufstillstand
11.16 Uhr	Verständigung der Kriminalpolizei
11.50 Uhr	Eintreffen der Schutzpolizei
12.56 Uhr	Eintreffen der Kriminalpolizei

Zeuge: Unterschrift des anwesenden Juristen
Assistent: Unterschrift des anwesenden Arztes

12 Fallstatistiken

Während im Jahr 2020 die Vermittlung von Freitodbegleitungen noch ein neues Feld für die DGHS war und die Strukturen dafür erst aufgebaut wurden, scheint es für eine statistische Auswertung sinnvoll, erst die Angaben für das Jahr 2021 einer gründlichen Analyse zu unterziehen. Nachfolgend nehmen wir die erhobenen Angaben aller in dem genannten Jahr vermittelten Sterbefälle als Grundlage, um daraus eine Datenbasis zu erstellen, die für kommende Jahre als Vergleichsgrundlage dienen kann. Zudem ist so in den Grafiken leicht erkennbar, woher die Personen stammten, denen ihr Recht auf ein selbstbestimmtes Lebensende ihr persönlich höchstes Gut war.

- 24 Antragsteller/-innen sind während des Verfahrens zu einer Freitodbegleitung an ihren Erkrankungen verstorben (natürlicher Tod).
- 11 Anträge wurden abgelehnt (9 wegen einer schweren psychischen Erkrankung, einer wegen über das Anfangsstadium hinausgehender Demenz und einer wegen fehlender Freiverantwortlichkeit aufgrund äußeren Drucks).
- In 5 Fällen konnte die Freitodbegleitung in einem Pflegeheim durchgeführt werden.
- Das Durchschnittsalter bei der Freitodbegleitung lag bei 78 Jahren. Der jüngste Fall war zum Zeitpunkt des Versterbens 38 Jahre alt, die älteste Dame war 98 Jahre alt (▶ Abb. 2).
- 38,33 % der in den Freitod Begleiteten waren männlich und 61,67 % weiblich.

Der Wunsch, zu sterben, muss nicht mit dem Vorliegen einer Erkrankung begründet sein. Aber eine Assistenz darf nur erfolgen, wenn die Freiverantwortlichkeit des Sterbewunsches gegeben ist. Die Motive, die zu einem wohlerwogenen Entschluss führen, sind unterschiedlich und in dieser Grafik (▶ Abb. 1) dargestellt.

Bei den Personen, die eine Freitodbegleitung wünschten, handelt es sich zumeist um hochaltrige Menschen (▶ Abb. 2). Bei jüngeren Personen kam es nur zu einer Begleitung, wenn eine sehr nachvollziehbare Begründung oder schwere Erkrankung vorlag.

Teil II Falldokumentationen

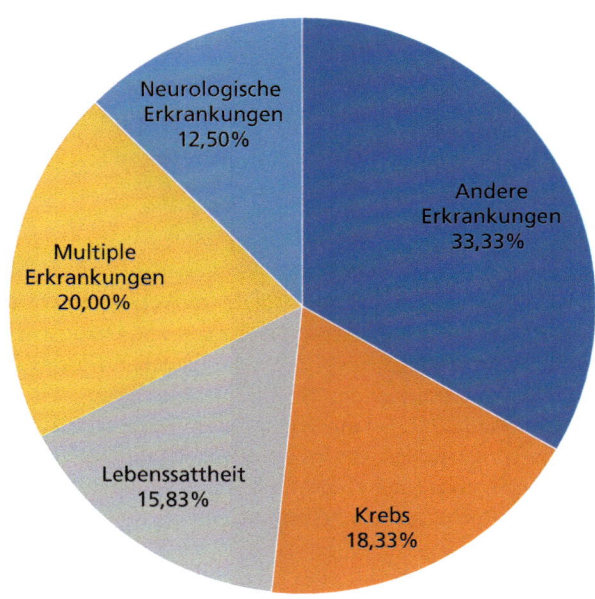

Abb. 1: Beweggründe für den Wunsch nach einer Freitodbegleitung

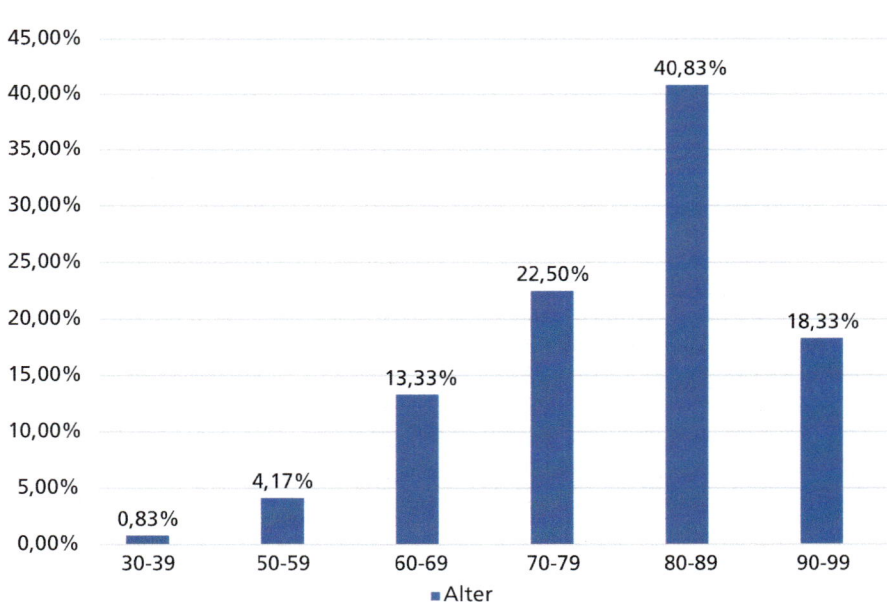

Abb. 2: Durchschnittsalter bei der Freitodbegleitung

12 Fallstatistiken

Die Wünsche nach der Vermittlung einer Freitodbegleitung wurden aus allen Regionen Deutschlands an die DGHS herangetragen. In den meisten Fällen fanden die Begleitungen in den Heimatstädten bzw. -gemeinden statt (▶ Abb. 3).

Die meisten Personen, die eine Freitodbegleitung wünschten, waren schon seit einigen Jahren der DGHS verbunden. Mehr als 20 Prozent sind sogar über 20 Jahre Vereinsmitglieder (▶ Abb. 4).

Die Personen, die beim Freitod unterstützt wurden, stammen aus allen Schichten der Bevölkerung. Hier sind die Bildungsabschlüsse aufgezeigt, um die verschiedenen sozialen Hintergründe der Betroffenen darzustellen (▶ Abb. 5).

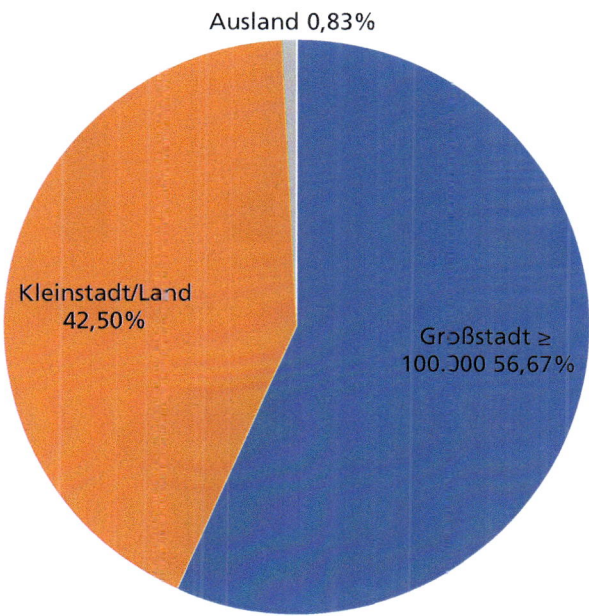

Abb. 3: Freitodbegleitungen nach Wohnort

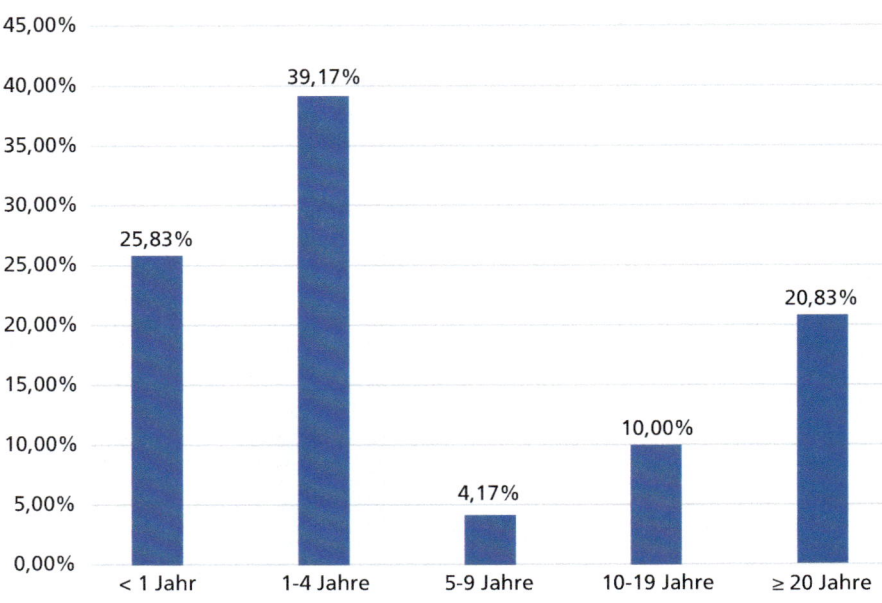

Abb. 4: Dauer der Mitgliedschaft zum Zeitpunkt der Freitodbegleitung

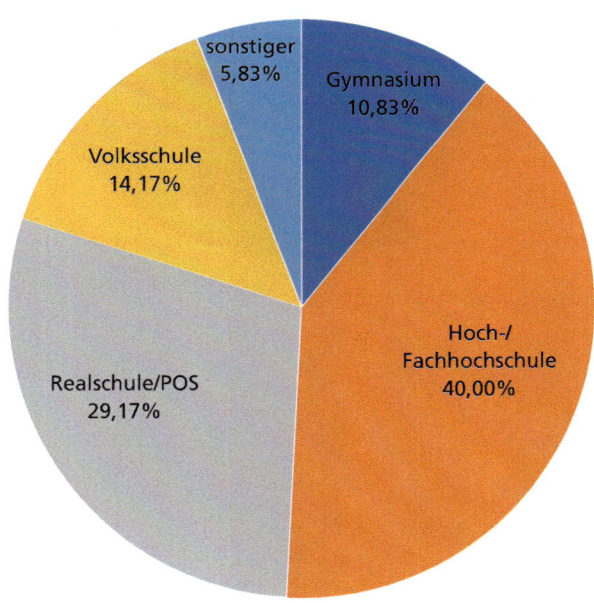

Abb. 5: Bildungsabschluss der in den Freitod Begleiteten

Teil III
Anhang

13 Unsere Arbeit. Unsere Ziele.

Die Deutsche Gesellschaft für Humanes Sterben (DGHS) ist eine Bürgerrechts- und Patientenschutzorganisation, die sich seit mehr als 40 Jahren für das Selbstbestimmungsrecht des Menschen am Lebensende einsetzt. Sterben ist ein Teil des Lebens. Selbstbestimmung bei Krankheit wie auch im Sterben gehört zu den Grundrechten der Menschen und Bürger in Deutschland. Dies wollen wir für unsere Mitglieder bis zur letzten Lebensminute sichern.

Wir bieten Menschen, die ihren Willen rechtzeitig festlegen möchten:

- Eine kompetente und erfahrene Beratung bei der Formulierung ihrer persönlichen Patientenverfügung und Vorsorgevollmacht.
- Eine juristisch geprüfte und ständig aktualisierte Patientenschutz- und Vorsorgemappe.
- Die Möglichkeit, alle Verfügungen bei uns sicher elektronisch speichern und hinterlegen zu können.
- Einen Notfall-Ausweis und individuell generierten QR-Code, mit dem alle digital hinterlegten Vorausverfügungen rund um die Uhr über das Internet abgerufen werden können, z. B. im Krankenhaus.
- Schnellen juristischen Beistand für unsere Mitglieder, falls ihre Verfügungen im Krankheitsfall, insbesondere in der Sterbephase, nicht eingehalten werden, u. v. m.
- Seit Frühjahr 2020 die Vermittlung einer ärztlichen Freitodbegleitung, wenn bestimmte Voraussetzungen vorliegen und die Sicherheitsstandards der DGHS eingehalten werden können.

Mit derzeit mehr als 25.000 Mitgliedern ist die DGHS die größte und erfahrenste Patientenschutzorganisation in Deutschland. Die DGHS ist parteipolitisch unabhängig und seit ihrer Gründung dem Gedanken der Aufklärung und des Humanismus verpflichtet. Als gemeinnütziger Verein mit Sitz in Berlin finanziert sich die DGHS durch Mitgliedsbeiträge und Spenden.

Ethikkommission

Die DGHS hat für die Klärung heikler Fälle eine Ethikkommission eingerichtet, die zurzeit aus diesen sechs Persönlichkeiten besteht:

Prof. Dr. jur. Peter-Alexis Albrecht,
Jurist und Kriminologe, Lehrstuhl für Strafrecht und Kriminologie, Universität Frankfurt (em.).

Dr. med. Michael Frieß,
Psychiater, Geschäftsführer, GKP – gemeinnützige Gesellschaft zur Förderung des Krisendienst Psychiatrie in Oberbayern mbh.

Prof. Dr. phil. Dr. jur. Eric Hilgendorf,
Ordinarius u. a. für Strafrecht, Universität Würzburg.

Prof. Dr. phil. Hartmut Kreß,
evangelischer Theologe und Ethiker, Systematische Theologie, insbesondere Ethik, in der Evangelisch-Theologischen Fakultät der Universität Bonn.

Dr. med. Michael de Ridder,
Arzt, ehem. Leiter eines Hospizes, Berlin.

Prof. Dr. med. Bettina Schöne-Seifert,
Institut für Ethik, Geschichte und Theorie der Medizin, Westfälische Wilhelms-Universität Münster

Die Autoren, die Autorin

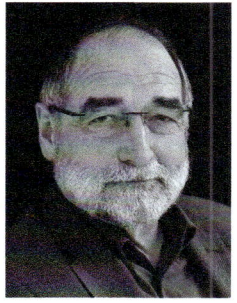

© Evelin Frerk

Prof. Robert Roßbruch, Jahrgang 1953, ist Rechtsanwalt und Präsident der Deutschen Gesellschaft für Humanes Sterben (DGHS) e. V.

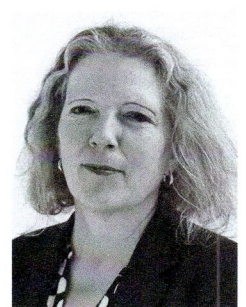

© Oliver Kirpal

Wega Wetzel M. A., Jahrgang 1964, ist Historikerin und Redakteurin und bei der DGHS als Pressesprecherin beschäftigt.

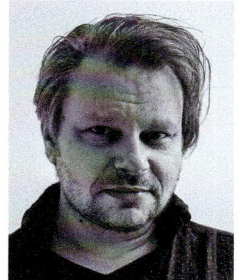

© Oliver Kirpal

Dr. Christian H. Sötemann, Dipl. Psych., M. A., Jahrgang 1975, ist Psychologe und Philosoph. Er ist u. a. als wissenschaftlicher Referent bei der DGHS tätig.

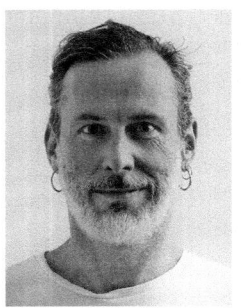

© Christian H. Sötemann

Oliver Kirpal M. A., Jahrgang 1976, ist Soziologe und Redakteur und bei der DGHS als stv. Pressesprecher und Online-Redakteur beschäftigt.